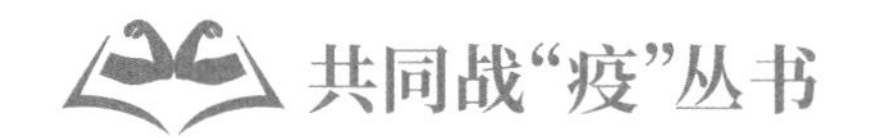

中国与世卫组织

从发起创建
到共同抗击新冠肺炎疫情

刘培龙 郑志杰 郭 岩 主编

五洲传播出版社

图书在版编目（CIP）数据

中国与世卫组织：从发起创建到共同抗击新冠肺炎疫情 / 刘培龙，郑志杰，郭岩主编 . -- 北京：五洲传播出版社，2020.12
（"共同战'疫'"丛书）
ISBN 978-7-5085-4556-1

Ⅰ . ①中… Ⅱ . ①刘… ②郑… ③郭… Ⅲ . ①世界卫生组织－日冕形病毒－病毒病－肺炎－疫情管理－国际合作－中国 Ⅳ . ① R563.1

中国版本图书馆 CIP 数据核字 (2020) 第 268500 号

中国与世卫组织：从发起创建到共同抗击新冠肺炎疫情

主　　编：刘培龙　郑志杰　郭　岩
顾　　问：冯　勇　吴国高　吴尊友　王晓春　张大庆
参编人员：崔富强　黄旸木　金音子　王　昱　谢　铮　尹　慧
　　　　　刘芳静　苏静静　王宗斌　周书铎　马继炎　寒　露
　　　　　刘光奇　姜　雯　涂　舒　高立群　段宇祺
图片提供：世界卫生组织图片库　新华社　中国新闻社
　　　　　国家卫生健康委员会　联合国档案馆
　　　　　上海中医药大学　世界卫生组织驻华代表处
　　　　　人民卫生出版社　南京中医药大学
　　　　　李世绰　刘培龙　施　亮　吴尊友
　　　　　周晓农　朱国鼎　曹　俊　吴艳云

出 版 人：荆孝敏
责任编辑：高　磊　王　莉
助理编辑：高倩倩
装帧设计：杨　平

出版发行：五洲传播出版社
地　　址：北京市海淀区北三环中路 31 号生产力大楼 B 座 6 层（100088）
发行电话：（010）82005927，82007837
网　　址：http://www.cicc.org.cn　http://www.thatsbooks.com
印　　刷：中煤（北京）印务有限公司
开　　本：787 × 1092 mm　1/16
印　　张：13
版　　次：2021 年 3 月第 1 版第 1 次印刷
字　　数：120 千字
书　　号：ISBN 978-7-5085-4556-1
定　　价：69.00 元

前言

1946年，二战的硝烟刚刚散去，世界各国即在纽约召开国际卫生大会，通过了《世界卫生组织组织法》（简称《组织法》），60余个国家签署该法案。1948年4月7日，《组织法》生效，世界卫生组织（简称“世卫组织”，World Health Organization，WHO）正式成立，每年4月7日也从此成为全球庆祝的“世界卫生日”。

世卫组织作为卫生领域最高层次、最具影响力的国际机构，自成立伊始，就怀着《组织法》所确定的“使所有人获致最高可能的健康水准”的崇高理想，肩负起推动全球健康的伟大使命。在世界饱经战乱后的岁月中诞生，在风云变幻的世界中前行，到今天全球化纵深发展的年代，世卫组织历经了70余载的风风雨雨。虽然历经曲折，但始终坚持促进世界人民健康、维护全球卫生安全的初衷不改，已经成为全球卫生工作不可或缺的重要领导力量。在提供全球卫生事务领导、塑造研究议程、制定国际规范和准则、阐明符合伦理的循证政策方案、向各国提供技术支持、监测和评估卫生趋势等各个方面，世卫组织都起到了中流砥柱的作用，取得了世界公认的成就。

中国是世卫组织的创始成员。在1945年4月至6月于美国旧金山召开的联合国制宪会议期间，中国和巴西代表团发表联合宣言，提出创立一个国际性卫生组织的倡议，获得大会一致同意，推动了世卫组织的诞生。70多年来，尽管由于历史的原因，中国与世卫组织的关系在早期经历过坎坷，但是中国自 1972 年恢复在世卫组织的合法席位后，便开始参与该组织的活动。1978 年实行改革开放后，双方的合作迅速发展，与时俱进，卓有成效。世卫组织对中国医学现代化建设和卫生事业的发展从人力、物力、财力等各个方面提供了诸多宝贵的帮助；中国也越来越多地参与全球卫生治理工作，支持世卫组织应对各项挑战。中国于 2013 年提出的“一带一路”倡议，世卫组织高度认同，和中国政府签署了《关于“一带一路”卫生领域合作的谅解备忘录》，秉持“共商、共建、共享”原则，与中国携手打造“健康丝绸之路”，为促进地区和全球卫生安全、增进世界人民健康福祉协同贡献力量。在 21 世纪第二个十年和第三个十年之交，人类遭受百年一遇的头号公敌：新型冠状病毒（简称“新冠病毒”）。中国与世卫组织协作，在全球层面，推动国际合作，支持团结抗疫。

新冠肺炎的大流行是对全球卫生治理体系和世卫组织的重大挑战和严峻考验。我们相信，中国、世卫组织、世界各国以及全球各种力量的共同努力，必然能够为构建人类命运共同体和人类卫生健康共同体，建设持久和平、普遍安全、共同繁荣、开放包容、清洁美丽的世界作出令人类瞩目、令历史赞叹的贡献。经历了这场抗疫的洗礼，世界必将浴火重生。

目录

第一章

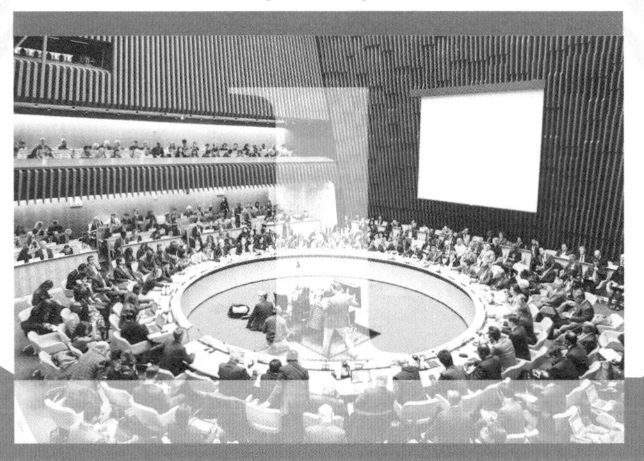

走进世卫组织——国际上最大的政府间卫生机构

一

世卫组织成立前的百年国际卫生合作

1. 国际卫生合作的起源

世卫组织是国际卫生工作的领导和协调机构，是国际上最大的政府间卫生组织。国际卫生合作可以追溯到 14 世纪文艺复兴时期。一场人类历史上罕见的最具破坏性的黑死病在欧洲暴发流行，给许多国家的社会、经济带来巨大冲击。由于当时海运交通是疾病跨国传播的主要渠道，意大利一些港口城市对进港船只实行了隔离，并于 1377 年建立了世界上最早的隔离检疫制度（Quarantine），目的是把疾病拒于国门之外。但由于对隔离禁运没有统一标准，各国自行其是，对商贸来往和经济发展造成不必要的干扰。在随后的几个世纪中，一些国家为在抵御疾病入境和维护正常商贸活动之间寻求平衡进行合作，这就是早期的国际卫生合作。在这个过程中，人们逐渐认识到，需要建立一个制度和相关规则，系统地保护和促进跨国界的人类健康。1851 年，在法国政府倡导下，第一届国际卫生大会（International Sanitary Conference）在巴黎召开。这是历史上第一次将多国公共卫生管理者和研究者召集一起，致力于协调和规范跨国界卫生问题的防控。国际卫生大会的召开是国际卫生史上具有里程碑意义的事件，成为国际卫生体系制度化百年历程的起始点。

2. 十四届国际卫生大会的召开

从 1851 年第一届国际卫生大会召开到世卫组织正式成立的近百年间，共召开了 14 届国际卫生大会（表 1–1），主要讨论如何在防控疫病的同时减少对自由贸易的影响。自 1851 年首届大会开启了探索建立疾病预防和控制的国际合作应对机制后，1892 年的大会就霍乱海洋检疫规定达成第一个《国际卫生公约》（*International Sanitary Convention*）；1893 年，针对霍乱病例和各国应对政策的通报制度被

表 1-1　1851—1938 年期间召开的 14 届国际卫生大会

年份	事件	地点
1851 年	第一届国际卫生大会	巴黎
1859 年	第二届国际卫生大会	巴黎
1866 年	第三届国际卫生大会	君士坦丁堡
1874 年	第四届国际卫生大会	维也纳
1881 年	第五届国际卫生大会	华盛顿
1885 年	第六届国际卫生大会	罗马
1892 年	第七届国际卫生大会	威尼斯
1893 年	第八届国际卫生大会	德累斯顿
1894 年	第九届国际卫生大会	巴黎
1897 年	第十届国际卫生大会	威尼斯
1903 年	第十一届国际卫生大会	巴黎
1911 年	第十二届国际卫生大会	巴黎
1926 年	第十三届国际卫生大会	巴黎
1938 年	第十四届国际卫生大会	巴黎

正式写入《国际卫生公约》；1894 年，大会签署了针对朝圣者霍乱预防的《国际卫生公约》；在 1897 年的大会上，各国代表签署了与鼠疫相关的《国际卫生公约》；1903 年大会把这四个公约整合成主要覆盖霍乱和鼠疫的《国际卫生公约》；1907 年，鼠疫被纳入国际疫情监测体系；时间上跨越 1911—1912 年的第 12 届国际卫生大会将黄热病列为重点关注的疫情，传染病中的“三巨头”（霍乱、鼠疫、黄热病）相继被纳入国际疫情的监测和通报范围。此后，在 1926 年的第 13 届国际卫生大会上，斑疹伤寒和天花增列入通报范围。上述签订的公约成为现今世卫组织《国际卫生条例》（International Health Regulations, IHR）的前身，这些国际卫生大会为更全面的国际卫生合作奠定了良好的基础。

3. 国际性与区域性卫生组织相继成立

在此时期，一些常设的国际性卫生组织成立，其中影响较大的有国际公共卫生局和国际联盟卫生组织。1907 年在巴黎成立的国际公共卫生局（Office International d'Hygiene Publique, OIHP）是第一个国际卫生组织，会员国包括大多数欧洲国家及美国、巴西，主要职能是负责《国际卫生公约》的执行以及霍乱和鼠疫疫情的收集和通报。第一次世界大战后，1920 年 9 月，国际联盟常设辅助机构——国际联盟卫生组织（League of Nations Health Organization，LNHO）成立，参与的地区更为广泛，职能范围从传染病问题扩展到更广泛的公共卫生问题。国际联盟卫生组织较为成熟的运行体系，为之后成立的世卫组织所继承和发展。

区域性卫生组织也相继成立，其中最有影响力的是美洲国家国际卫生局（International Sanitary Bureau）。鉴于黄热病在美洲的肆虐

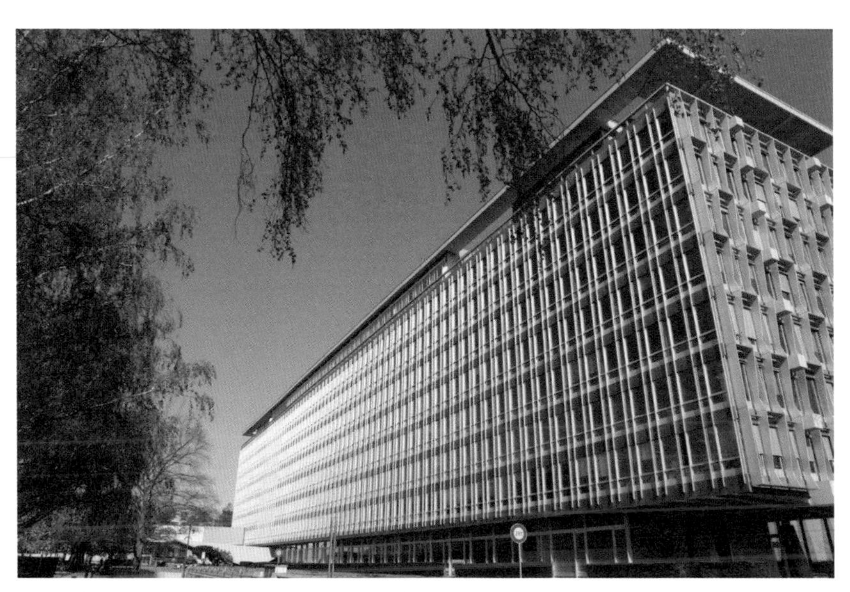

位于瑞士日内瓦的世卫组织总部大楼。

以及当时国际卫生大会对美洲需求的应对乏力，美洲国家国际卫生局于 1902 年 12 月在华盛顿成立，就美洲地区的区域性国际卫生合作开展工作，后来更名为泛美卫生局（Pan-American Sanitary Bureau, PASB），以后改为泛美卫生组织（Pan American Health Organization. PAHO）。

19 世纪中叶，非政府组织也开始关注国际卫生事务，发挥了填补空白或补充政府行动的作用。1863 年，瑞士人亨利・杜南（Henri Dunant）倡议成立了红十字会国际委员会，为武装冲突和暴力局势受难者提供保护和援助。该组织成功地推动了《日内瓦公约》的诞生，为处理战争伤亡人员制定了行为准则和道德标准。1913 年，洛克菲勒基金会成立国际卫生部，致力于把钩虫病的防治和公共卫生工作向全世界推广，此后又发展到包括疟疾、伤寒防治在内的疾病控制和卫生服务工作，取得了令人瞩目的成就。

二

世卫组织成立

1. 世卫组织成立的背景

尽管在世卫组织成立以前，已经有若干区域性和国际性的卫生组织存在，但第二次世界大战后，这些组织的局限性使得它们不能适应变化的世界环境：众多殖民国家取得了独立，并努力要在国际社会中发声，要求抛弃过去国际卫生组织偏重于把疾病挡在本土或本国海外殖民范围之外的"欧洲中心主义"，更多关心亚洲、非洲地区人们的健康；科学有了新的发展，抗生素和疫苗的发现彻底改变了传染病控制的传统思路；国际卫生的重要性得到了重新认识，各国政府意识到，现代交通条件下已不可能仅仅通过检疫来防止疾病的入侵，每一个国家必须发展和加强卫生服务，而这些服务又需要国际社会的行动予以协调；人们对疾病和健康问题理解不断深入，逐步认识到仅仅致力于特定传染病的传播过于狭窄。在这样的背景下，成立一个世界性的政府间卫生组织来领导和协调应对威胁人类健康问题的国际合作成为历史的必然。

2. 世卫组织简介

2.1 成立

1945 年 4 月 25 日在美国旧金山召开的联合国国际组织会议

（United Nations Conference on International Organizations，亦称“联合国制宪会议”）上，中国和巴西代表发表联合宣言，首次提出创立一个国际性的卫生组织的倡议，获得大会一致同意。经过三年的准备，世卫组织于1948年4月7日宣告诞生。它合并了当时的国际公共卫生局、国际联盟卫生组织以及1943年11月在华盛顿成立的并于第二次世界大战后接管国际公共卫生局有关国际卫生公约职责的联合国善后救济总署（United Nations Relief and Rehabilitation Administration，UNRRA）的卫生部门。泛美卫生组织在保持其独立的区域组织地位的同时，也成为世卫组织的地区办事处。从此，世卫组织成为唯一在国际层面以公共卫生为使命的政府间组织。

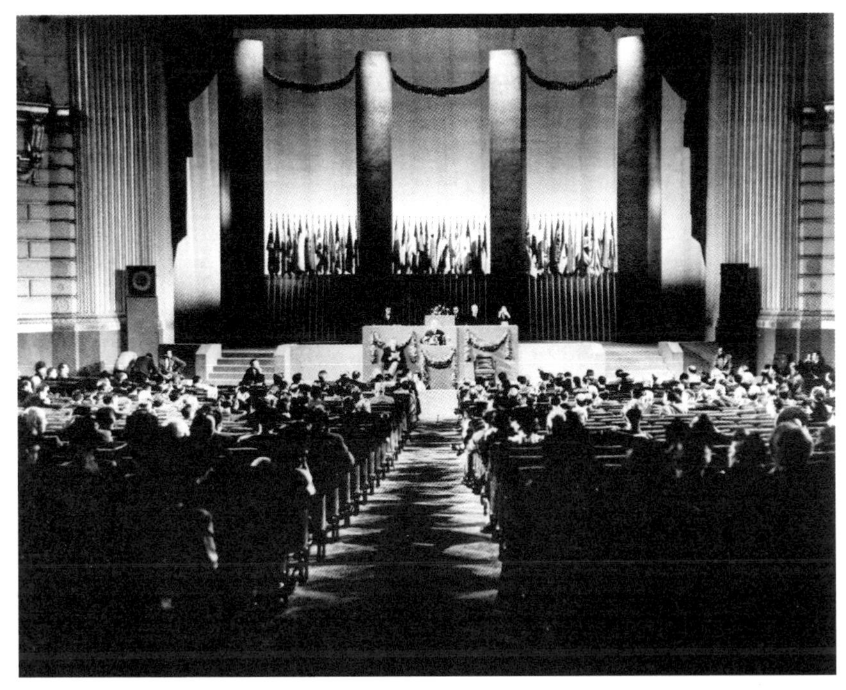

1945年4月25日—6月26日，联合国国际组织会议在旧金山召开，商讨联合国下属国际组织成立的有关事宜。图为会议场景。

2.2 《世界卫生组织组织法》

《组织法》是世卫组织的宪章。首章开宗明义，把“使所有人获致最高可能的健康水准”作为组织的“宗旨”。序言中，把“健康”定义为“不仅为疾病或羸弱之消除，而系体格、精神与社会之完全健康状态”，提出了“享受最高而能获致之健康标准为人人基本权利之一”。正文部分对世卫组织的职能、成员、理事机构，秘书处、区域安排、决议，预算与经费以及与其他组织的关系等作出了具体规定。

2.3 成员

根据《组织法》规定，所有国家均可成为世卫组织会员国。这一规定，既体现了世卫组织的普遍性，也强调了只有主权国家才能参加的性质。已经是联合国会员国的国家，通过向联合国秘书长正式表示接受《组织法》即可成为世卫组织会员国；非联合国会员国提出申请，经世界卫生大会表决，以简单多数通过后，可成为世卫组织会员国。不能自行负责处理国际关系的领土或领土群，可通过承担他们国际关系责任的会员国或政府当局代为申请，经世界卫生大会批准成为准会员。截至 2020 年 7 月 1 日，世卫组织共有 194 个会员国。

2.4 世界卫生日

《组织法》于 1948 年 4 月 7 日正式生效，宣告了世卫组织的诞生。为纪念这一重要的历史性时刻，此后每年的 4 月 7 日定为世界卫生日。每逢世界卫生日，世卫组织都公布一个促进全球卫生事业发展的宣传主题。

2.5 世卫组织标志

世卫组织的标志是以一根蛇杖覆盖在联合国标志之上，颜色采取的是联合国官方颜色蓝色与白色。既体现出该组织作为联合国下属机构的统一性，又以蛇杖这一医学标志体现了该组织的工作领域。

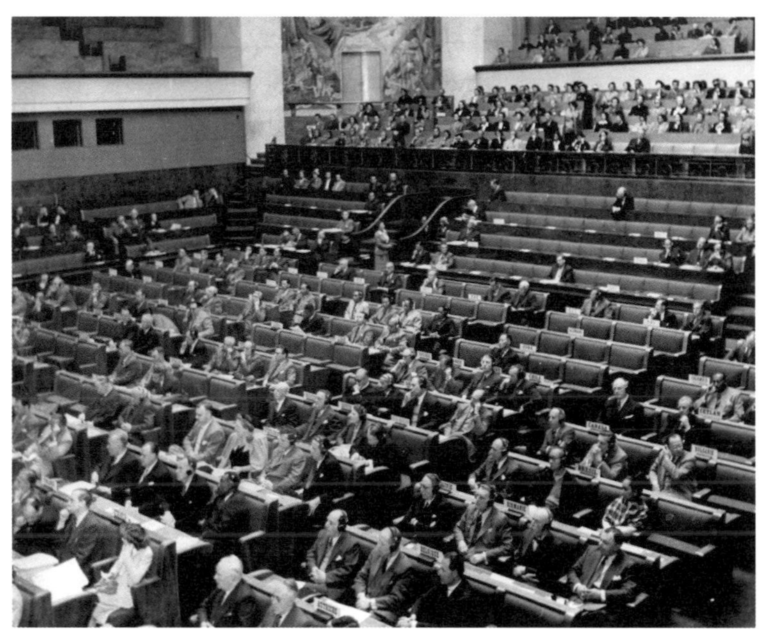

1948年6月，第一届世界卫生大会全体会议在瑞士日内瓦万国宫举行。

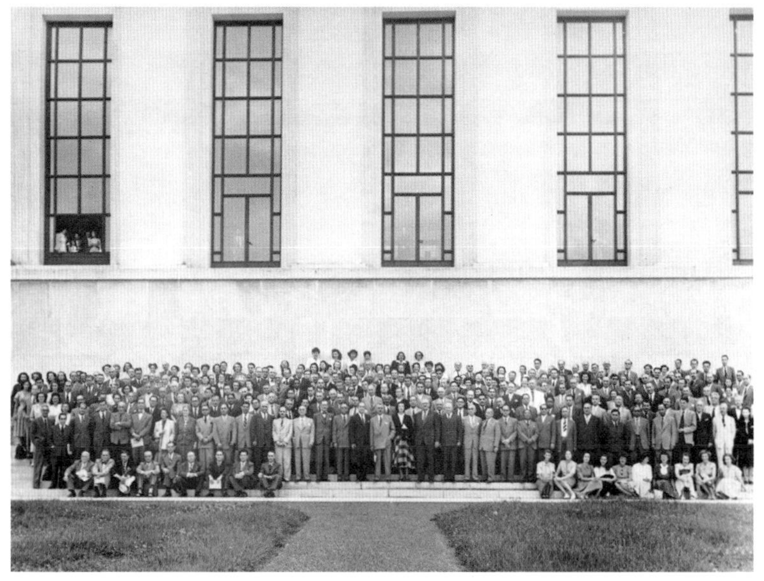

1948年第一届世界卫生大会期间，世卫组织工作人员在日内瓦万国宫前的合影。

2.6 核心职能

《组织法》赋予了世卫组织 22 项职能，从第一条“充任国际卫生工作的指导和协调机关”到最后一条“采取一切必要行动以达成本组织之宗旨”，广泛涵盖了几乎所有与促进健康有关的活动。其核心职能有 6 项：对卫生至关重要的事项提供领导，并在需要联合行动时参加伙伴关系；塑造研究议程，推动开发、转化和传播有价值的知识；制定规范和标准，推动并监督其实施；阐明符合伦理的以证据为基础的政策方案；提供技术支持，促进变革，建设可持续发展的机构能力；监测卫生形势，评估卫生趋势。

2.7 结构

- **世界卫生大会**

世界卫生大会是世卫组织的最高决策机构。主要职能是确定该

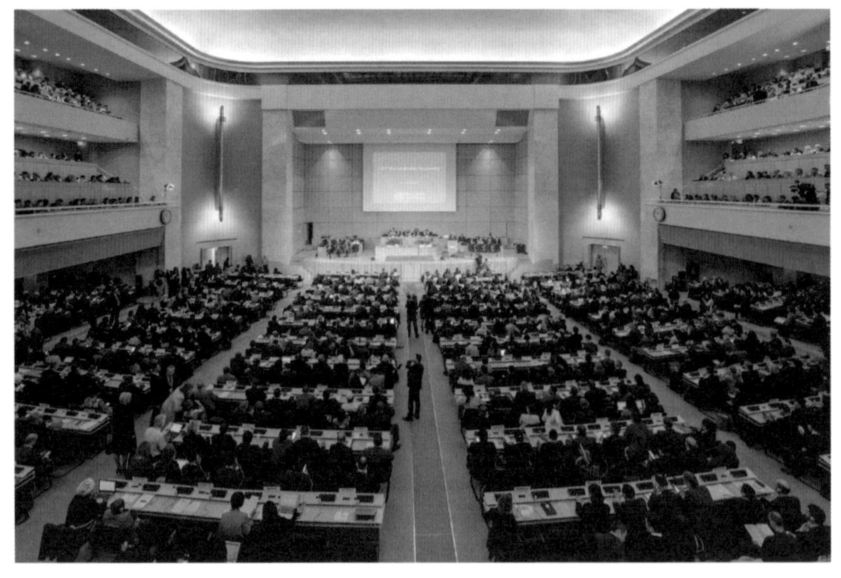

2019 年 5 月，日内瓦万国宫第 72 届世界卫生大会开幕式场景。

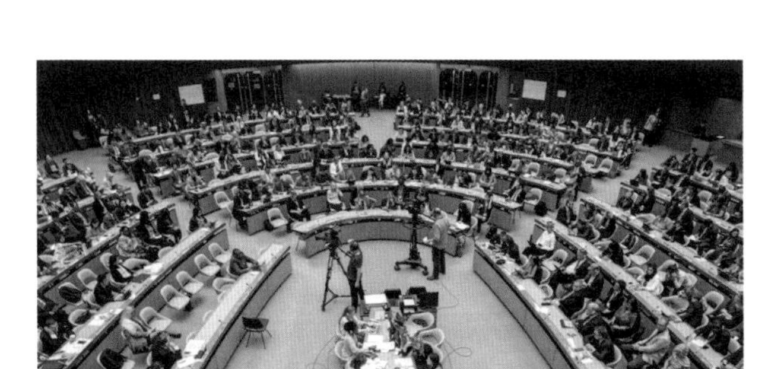

2019年第72届世界卫生大会甲委员会会场。

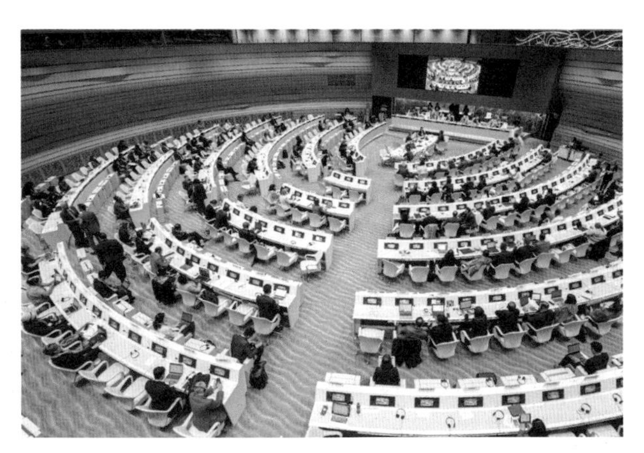

2019年第72届世界卫生大会乙委员会会场。

组织的政策，任命总干事，监督财务政策以及审查和批准工作总规划和拟议的规划预算。大会每年在瑞士日内瓦举行一次，所有会员国派代表团参加会议，审议执行委员会（简称“执委会”）为其准备的议程。

● **执委会**

执委会由世卫大会推选的34个会员国各指派的一名在技术方面

具有资格的成员组成，当选委员任期三年。主要职能是执行世界卫生大会的决定和政策，为大会准备议程，商定将提交大会审议的决议，并就其工作提供建议。执委会年度会议于1月举行；作为大会的后续行动，5月将举行第二次较短的会议。

● **秘书处**

秘书处是世卫组织的行政与技术机构，首长是总干事。秘书处由位于日内瓦的总部、六个地区办事处以及在150多个国家设立的代表处或联络办三个层级的机构组成。总干事由执委会提名，世界卫生大会选举任命，任期5年（可连选一任）。总干事可任命副总干事、办公厅主任、各领域执行主任和助理总干事以及秘书处其他相关专业技术人员。秘书处负责与会员国政府有关部门，特别是卫生部门，以及与

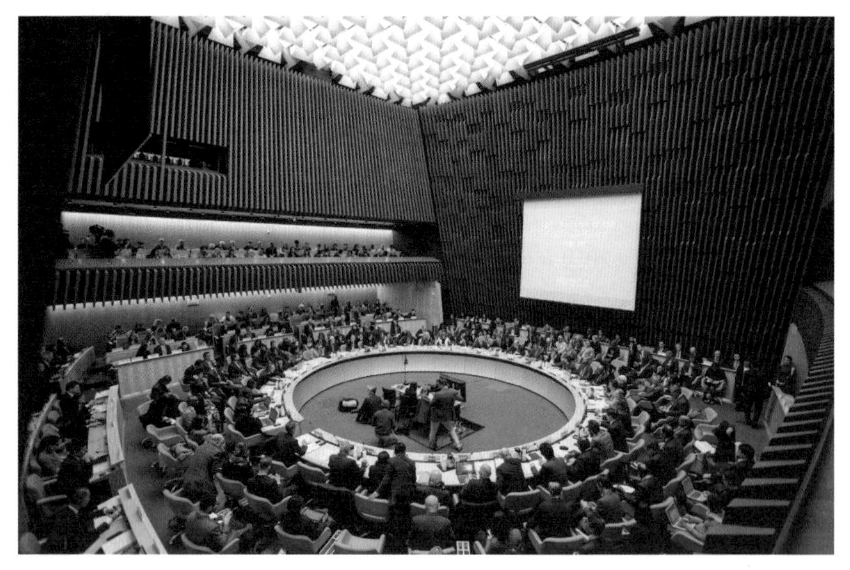

2020年2月，位于瑞士日内瓦世卫组织总部大楼的世界卫生组织执委会第146届会议会场。

表 1-2 世卫组织历任总干事

第一任

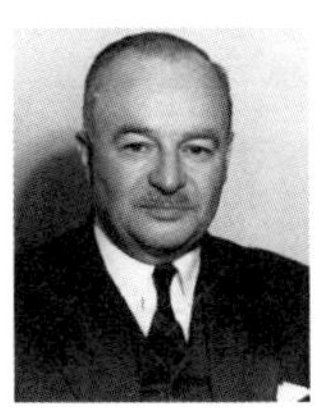

姓名：
乔治·布洛克·奇泽姆
Dr Brock Chisholm George
国籍：加拿大
任期：1948—1953

第二任

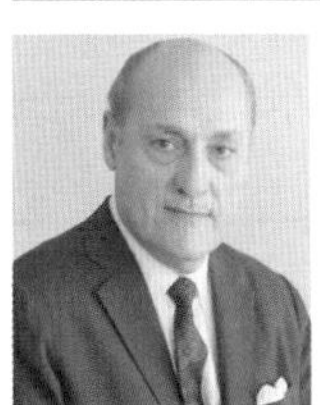

姓名：
马戈林诺·戈梅斯·坎道
Dr Marcolino Gomes Candau
国籍：巴西
任期：1953—1973

第三任

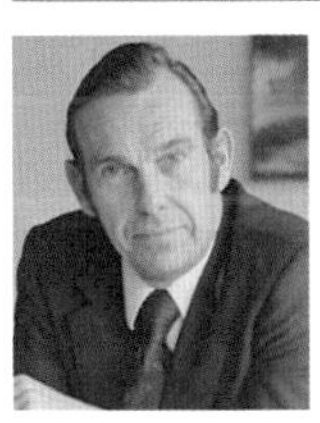

姓名：
哈夫丹·马勒
Dr Halfdan Theodor Mahler
国籍：丹麦
任期：1973—1988

第四任

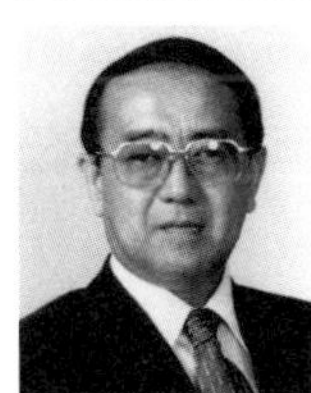

姓名：
中岛宏
Dr Hiroshi Nakajima
国籍：日本
任期：1988—1998

第五任

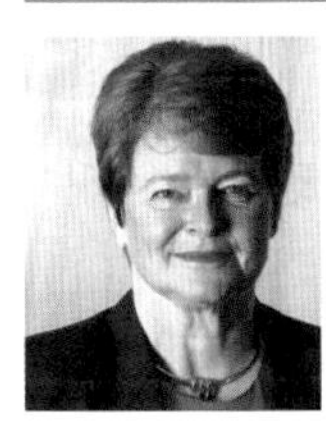

姓名：
格罗·哈莱姆·布伦特兰
Dr Gro Harlem Brundtland
国籍：挪威
任期：1998—2003

第六任

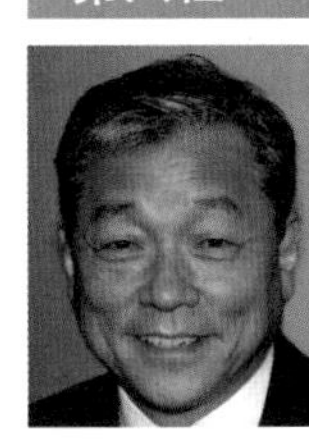

姓名：
李钟郁
Dr Lee Jong-wook
国籍：韩国
任期：2003—2006

第七任

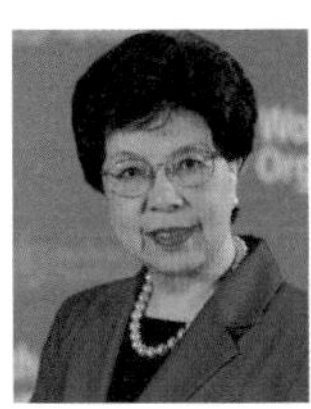

姓名：
陈冯富珍
Dr Margaret Chan
国籍：中国
任期：2007—2017

第八任

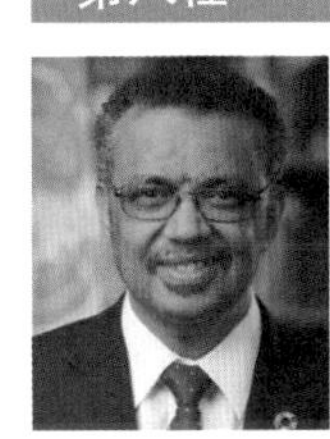

姓名：
谭德塞·阿达诺姆
Dr Tedros Adhanom
国籍：埃塞俄比亚
任期：2017—

注：2006—2007 年总干事由瑞典人安德斯·努德斯特伦（Dr Anders Nordström）代理

政府和非政府组织联络；并同与其职能有关的国际组织直接联系，将有关各地区的事宜向地区办事处通告；准备组织的年度财务报告和编制规划预算；根据世界卫生大会及执委会的相关决议和决定采取有关行动，并根据要求将行动进展、结果等整理成报告提交大会审议。

现任世卫组织总干事谭德塞·阿达诺姆（Dr Tedros Adhanom），埃塞俄比亚籍，在2017年首次采取差额选举的第70届世界卫生大会上当选，是世卫组织历史上首位来自非洲的总干事。他曾任埃塞俄比亚卫生部长和外交部长，在抗击艾滋病、结核病和疟疾全球基金理事会和遏制疟疾伙伴关系理事会担任主席，以及在孕产妇、新生儿和儿童卫生伙伴关系理事会担任联合主席。

● 地区安排

世卫组织有六个区域组织，每个区域组织都有自己的地区办事处，分别为非洲、美洲、东南亚、欧洲、东地中海和西太平洋地区办事处。它在国际组织中独一无二的特点是，每个地区办事处都有独立的理事机构——地区委员会。地区委员会由该区域内所有国家政府的卫生部门负责人组成，其主要职能除了通过选举提名地区主任外，还就本区域的事项制定政策，监督地区办事处的工作，就本区域卫生事项向地区办事处提出建议，审查区域规划预算，与联合国及其专门机构和其他国际机构的区域组织协作。地区办事处是地区委员会的执行机构。同时，它还在本区域内执行世界卫生大会和执委会的决议。地区办事处的行政首长是地区主任，由执委会根据地区委员会提名任命。

● 国家代表处和国家联络办

世卫组织把国家置于其工作中心，在全球设有150个国家代表处和7个国家联络办。国家代表处通常设立在各国首都，在部分国家省或次区域设有卫星办公室。国家代表处由世卫组织代表领导，一般由非驻在国医学专业人士担任，享有外交官待遇。国家代表处的主要职能是根据国家的具体情况，与伙伴机构密切合作，与驻在国开展政策对话，提供战略支持、技术援助以及提供和协调卫生服务。对某些希望世卫组织参与合作，但在卫生系统相对完善而不需要设立国家代表处的国家，或对一些规模小的发展中国家（如一些太平洋岛国），可设立国家联络办，其功能与国家代表处类似，但规模较小。联络办由联络官员领导，联络官员可由非驻在国医学专业人士或该国家的国民担任，没有外交豁免权。

- **世卫组织合作中心**

通过协助、协调和利用会员国现有研究机构，而不是主持建立国际研究机构开展与促进卫生领域的研究是世卫组织的一项政策。依据此政策，总干事指定一些合格的国家机构，如研究所、大学或其院系以及其他学术机构为世卫组织合作中心，以开展支持世卫组织计划的活动。合作中心不是世卫组织的组成部分。目前，世卫组织在80多个会员国设有800余个合作中心，覆盖护理、职业健康、传染病、营养、传统医学、精神卫生、慢性病和卫生技术等多个领域。

2.8 中国所在地区——西太区办事处

中国所在的西太平洋地区（简称“西太区”）是世卫组织六大区域之一，其办事处成立于1951年，总部位于菲律宾马尼拉。西太区委员会是世卫组织在该区域的理事机构，由来自37个会员国和地区（包括中国的香港和澳门）的代表以及准会员组成，其覆盖人口超过全球四分之一。

自成立以来，西太区办事处一直致力于解决本区域面临的众多

表 1-3 世卫组织历任西太区主任

第一任

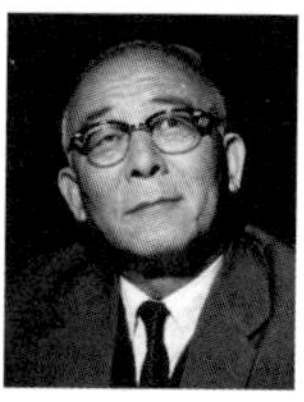

姓名：

方颐积
Dr Fang I-Chi

国籍：中国

任期：1951—1965

第二任

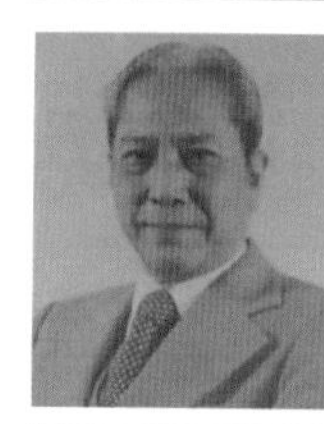

姓名：

弗兰西斯科 · J. 迪
Dr Francisco J.Dy

国籍：菲律宾

任期：1965—1978

第三任

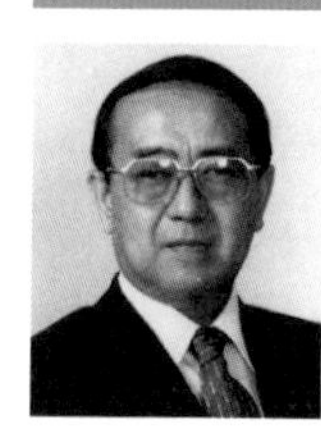

姓名：

中岛宏
Dr Hiroshi Nakajima

国籍：日本

任期：1978—1988

第四任

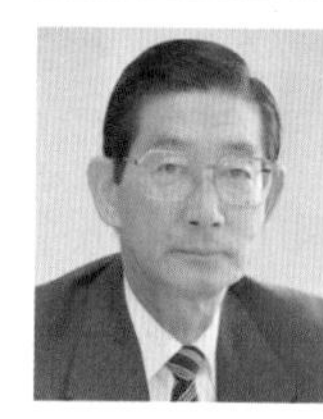

姓名：

韩相泰
Dr Sang Tae Han

国籍：韩国

任期：1988—1998

第五任

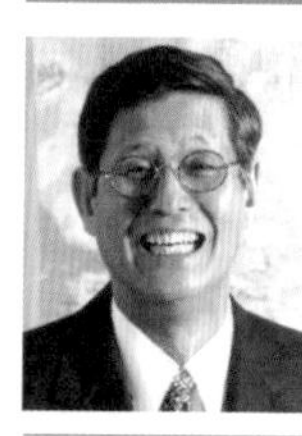

姓名：

尾身茂
Dr Shigeru Omi

国籍：日本

任期：1998—2008

第六任

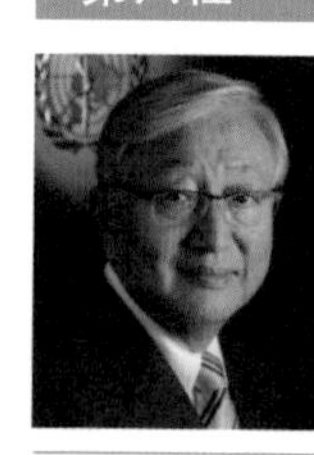

姓名：

申英秀
Dr Shin Young Soo

国籍：韩国

任期：2008—2018

第七任

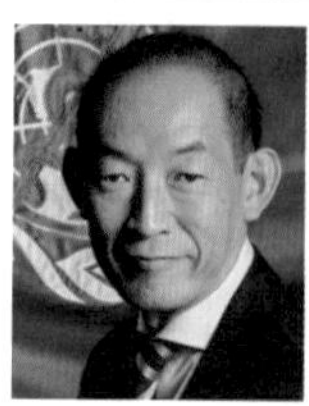

姓名：

葛西健
Dr Takeshi Kasai

国籍：日本

任期：2018—

卫生问题，包括与传染性疾病作斗争，开展卫生人力培训，加强卫生服务提供，应对老龄化与慢性非传染性疾病。70 年来，西太区人群健康状况稳定改善，基本卫生服务基础设施已经到位，除少数最不发达国家外，“人人享有卫生保健”的目标基本实现。西太区办事处将继续以区域需求为导向，致力于改善卫生服务公平性，提升服务质量和效率，从医疗、技术、社会经济、文化、法律、政治等多方面应对区域公共卫生问题，以实现世卫组织维护全球卫生安全、促进全球卫生发展的使命。

目前，世卫组织西太区主任是来自日本的葛西健（Dr Takeshi Kasai）。他在世卫组织工作长达 15 年，曾任世卫组织西太区卫生安全司司长、驻越南代表及西太区规划管理主任（相当于西太区副主任）。

位于菲律宾马尼拉的世卫组织西太区办事处外景。

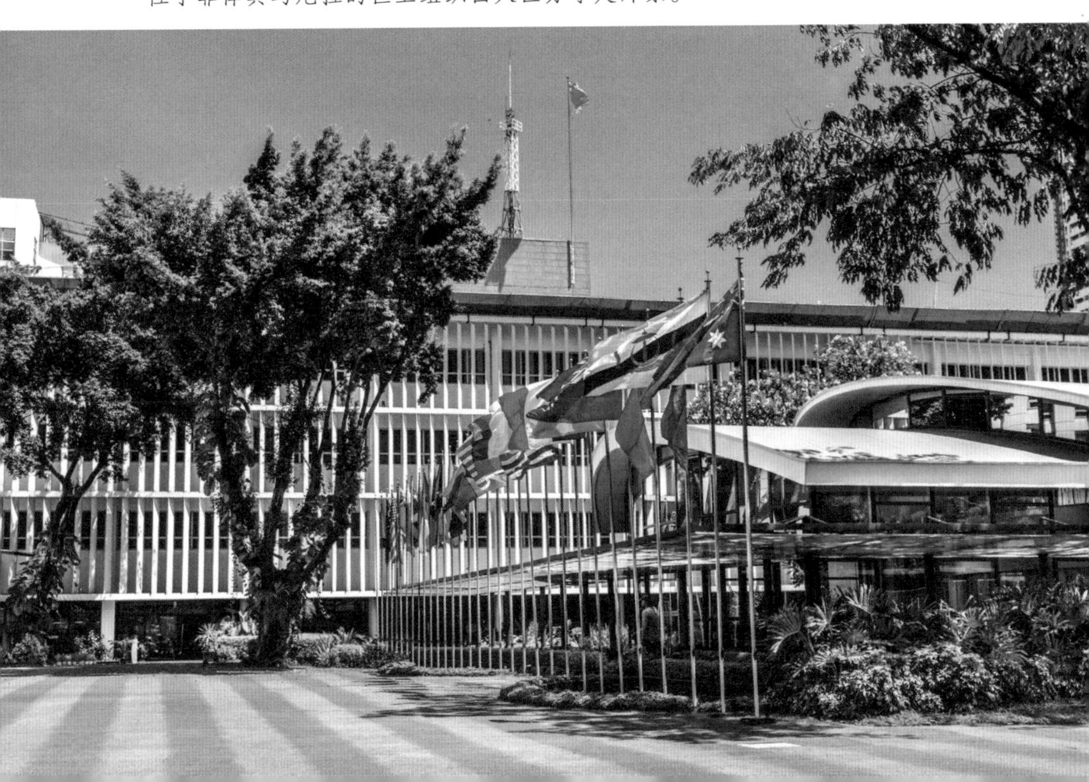

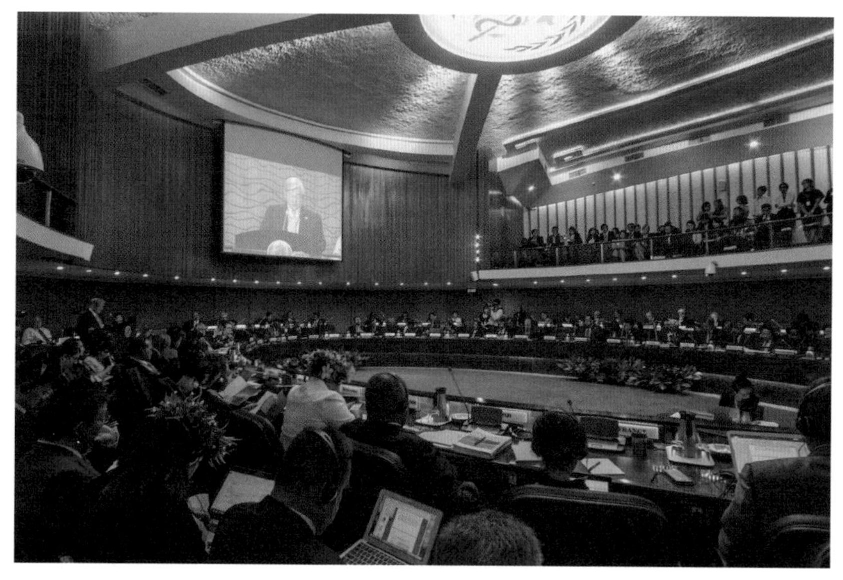

世卫组织西太区委员会第 69 届会议场景。

2.9　世卫组织的资金来源和规划预算

世卫组织的资金主要来源于评定会费和自愿捐款。评定会费是各国为成为世卫组织会员而缴纳的会费。每个会员国必须支付的数额根据该国的国内生产总值的百分比（由联合国大会商定）计算，由会员国每两年在世界卫生大会上核准一次。

长期以来，评定会费在世卫组织规划预算中所占的比重不断下降，目前，只占该组织总资金的不足四分之一，剩余部分通过筹集自愿捐款补充。但是，评定会费仍然是该组织一个关键的筹资来源，它提供了一定程度的可预测的资金，有助于尽量减少对为数有限的捐助者的依赖，并可使资金与规划预算相一致。

自愿捐款主要来自会员国以及其他联合国组织、政府间组织、慈善基金会、私营部门和其他来源。近年来，自愿捐款占世卫组织经费的四分之三以上。

根据世卫组织可使用资金的灵活程度，自愿捐款又可分为核心自愿捐款和指定用途的自愿捐款。核心自愿捐款指完全无条件的（灵活的）资金，世卫组织对使用这些资金来资助该组织的规划工作拥有完全的酌处权。这些资金占所有自愿捐款的很小一部分，目前仅占3.9%。

指定用途的自愿捐款又可进一步分为两类：专题性与战略性的自愿捐款和严格指定用途的自愿捐款。

专题性和战略性自愿捐款是相对较为有效果和有效率的指定用途的资金，世卫组织在分配使用这部分资金时具有部分灵活性，要满足捐款方在报告和问责方面的要求，注重实现双方共同优先事项的成果。这部分资金也很小，目前占所有自愿捐款的6%。

严格指定用途的自愿捐款被限定用于特定的规划领域或指定的地区，并且必须在指定的时间范围内使用。世卫组织对这类资金的分配使用没有灵活性。这类资金占所有自愿捐款的绝大部分，目前占90.1%。

世卫组织的规划预算采用双年度制。目前的规划预算有4个组成部分：

基本预算：这是预算最大的部分。涵盖世卫组织各级（国家、区域和总部）在传染病、非传染性疾病、全民健康覆盖、孕产妇和儿童健康等主要重点领域开展的工作。

特别规划：这一部分包括具有额外治理功能的规划工作，如联合国儿童基金会/联合国开发计划署/世界银行/世卫组织热带疾病研究和培训特别规划；联合国开发计划署/联合国人口基金会/联合

国儿童基金会 / 世卫组织 / 世界银行人类生殖研究、发展和研究培训特别规划；以及大流行性流感防范框架等。

全球消灭脊灰行动：这是一个公私合作伙伴关系，由一些国家政府和合作伙伴——世卫组织、国际扶轮社、美国疾病控制和预防中心、联合国儿童基金会、比尔和梅林达·盖茨基金会和全球疫苗和免疫联盟主导，其目标是在世界范围内根除小儿麻痹症。

应急行动和紧急呼吁：用于应对突发的和持久的紧急事件和灾害所造成的任何公共卫生后果。鉴于其不可预见性，规划预算先估计一个数额（比如 2020—2021 双年度为 10 亿美元），再根据实际情况重新评估调整。

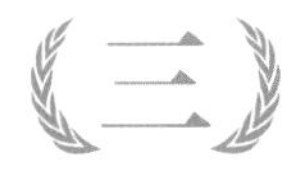

世卫组织 70 年

1. 世卫组织 70 年的成就

第一个十年（1948—1958）世卫组织成立后的第一个重要行动就是根据《组织法》制定了《国际卫生条例》（International Sanitary Regulations, ISR），取代了原有的《国际卫生公约》。在这个十年中，世卫组织主要集中于控制和根除困扰发展中国家数百万人口的特定传染病，包括推荐使用卡介苗进行大规模结核病免疫；与联合国儿童基金会一起发起全球雅司病控制规划，在 50 个国家成功治疗了 3

1948—1958

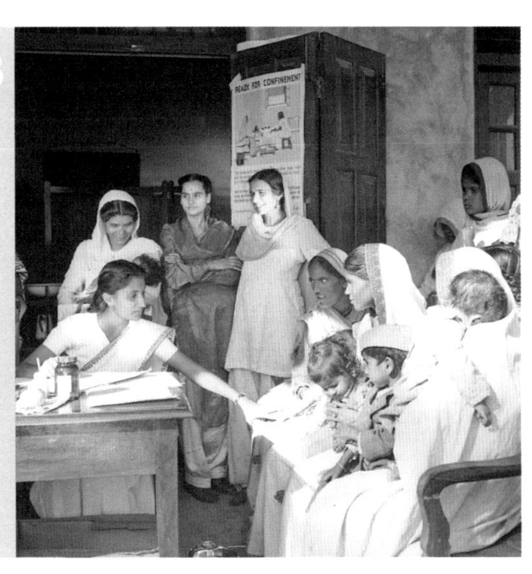

20 世纪 50 年代，世卫组织发起“疟疾根除计划”。图为印度北方邦政府于 1949 年发起的一项抗疟疾运动，这是由世卫组织专家领导并使用联合国儿童基金会的物资和设备所进行的运动。

1948—1958

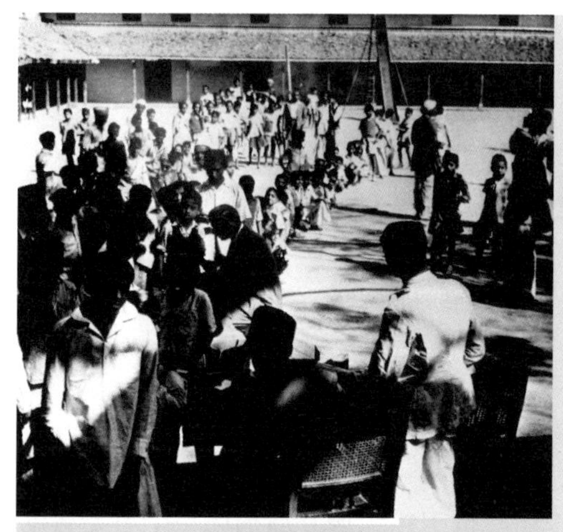

1950 年，世卫组织推荐使用卡介苗进行大规模结核病免疫。图为在印度艾哈迈达巴德市等待卡介苗皮试的学龄儿童。

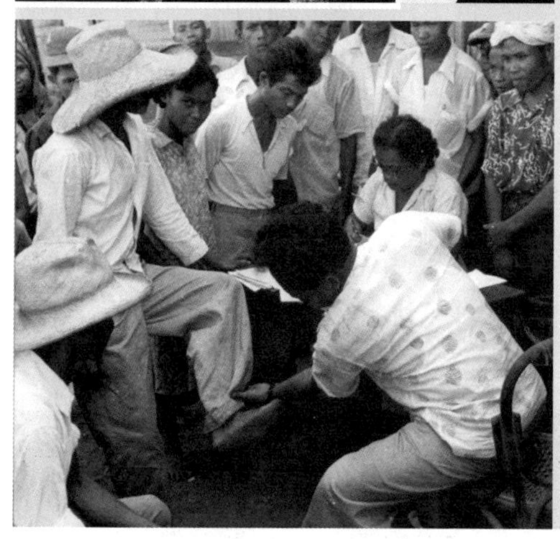

1952 年，世卫组织与联合国儿童基金会共同发起全球雅司病控制规划。图为抗击雅司病队伍在菲律宾卡巴坎市行动。

亿病人，使患病率在全球范围内降低了 95% 以上；发起了疟疾根除规划，启动了天花根除规划。同时，也开展了孕产妇和儿童保健服务、环境卫生（特别是安全饮用水）以及药物和疫苗的标准化工作，出版了《国际疾病分类》，提供了有关疾病、健康相关状况以及疾病和伤害外因报告和分类的全球标准。

第二个十年（1958—1968）正值亚非拉民族解放运动蓬勃发展，

为帮助新获得民族独立的国家应对卫生人力严重短缺问题，世卫组织新设立了卫生人力发展奖学金规划，并把该规划作为在发展中国家的一项重点工作。在这十年中，世卫组织许可生产脊髓灰质炎（简称“脊灰”）口服疫苗，该疫苗可有效阻断脊灰野病毒的人际间传播；推动开发生产新杀虫剂，抗击媒介传播的盘尾丝虫病和治疗血吸虫病；结核病控制获得重大突破，实现不需住院就能得到有效治疗；启动了根除天花强化计划，以加速消灭进程；根除疟疾规划受挫，大部分根除性规划调整为国家控制性规划；在进一步控制传染病与寄生虫病的同时，逐步开始关注慢性非传染性疾病的防控；发布首个糖尿病报告，呼吁人们重视糖尿病及其危害；建立国际癌症研究机构以协调和开展人类癌症起因的流行病学和实验室研究。

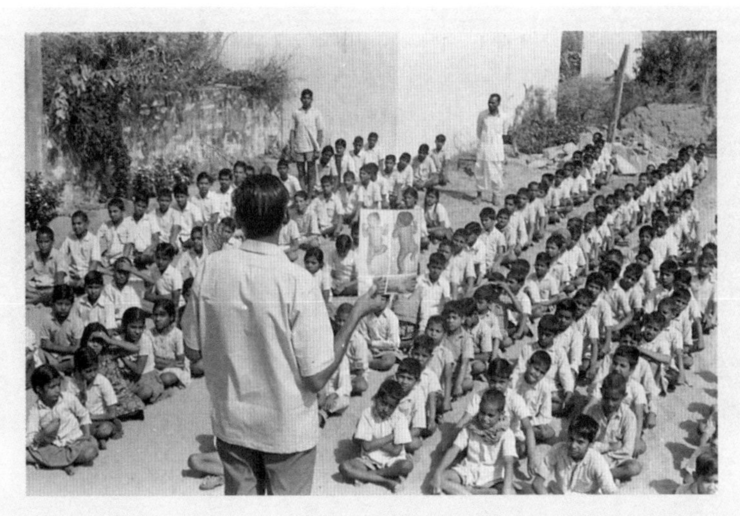

1958 年世卫组织启动天花根除规划，1967 年启动天花根除规划强化计划。图为世卫组织流动工作小组成员在印度号召学龄儿童参与到根除天花的运动中来。

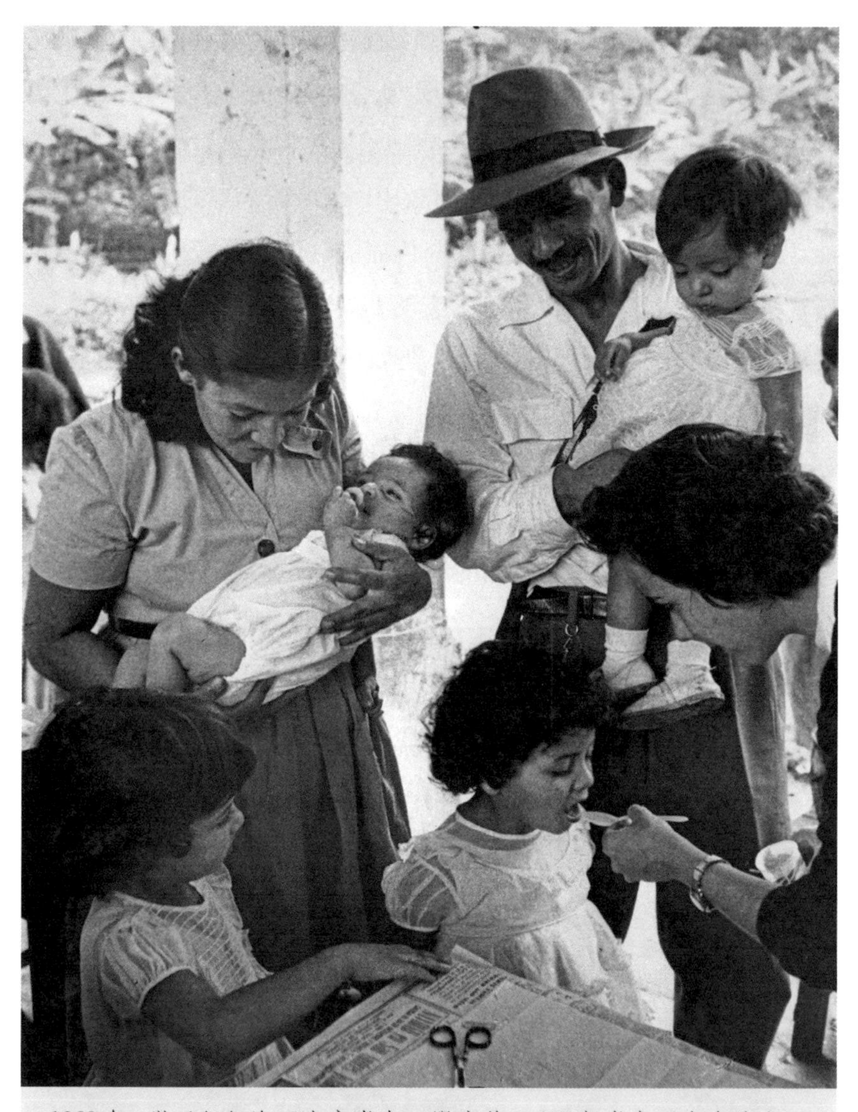

1963 年，世卫组织许可生产脊灰口服疫苗，以阻断脊灰野病毒的人际间传播。图为泛美卫生组织（世卫组织美洲区办事处）应哥伦比亚政府要求，在安第奥基亚的安第斯县遏制脊灰的行动中开始使用新型口服脊灰减毒活疫苗。

1958—1968

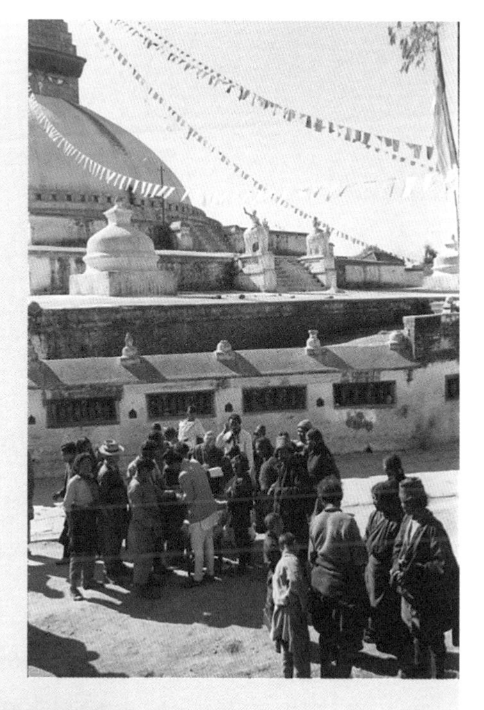

1964年世卫组织天花疫苗接种小组在加德满都谷地著名朝圣地博德纳特佛塔附近工作。

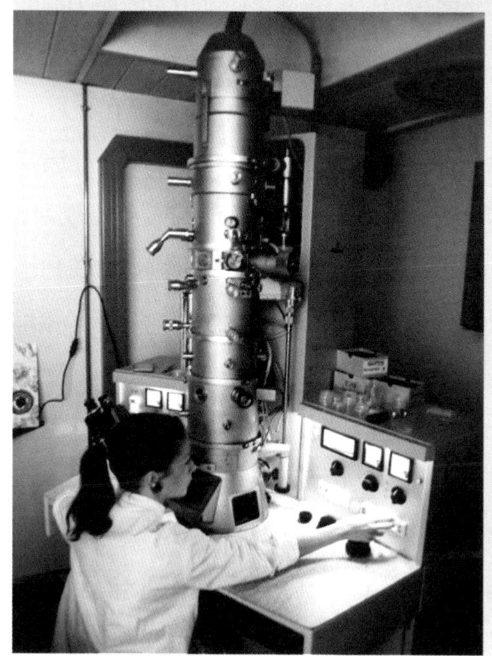

1965年世卫组织建立的国际癌症研究机构（IARC）负责协调并开展流行病学和实验室研究，以研究人类癌症的成因。图为当年拍摄的电子显微镜。

1958—1968

20 世纪 60 年代，世卫组织开始关注慢性非传染病。图中的杰奎琳（Jacqueline）十岁半，自 1968 年以来一直在诊所接受糖尿病的治疗。通过在诊所中所接受的培训，她了解了饮食的基本原理，并学会了如何给自己注射胰岛素。

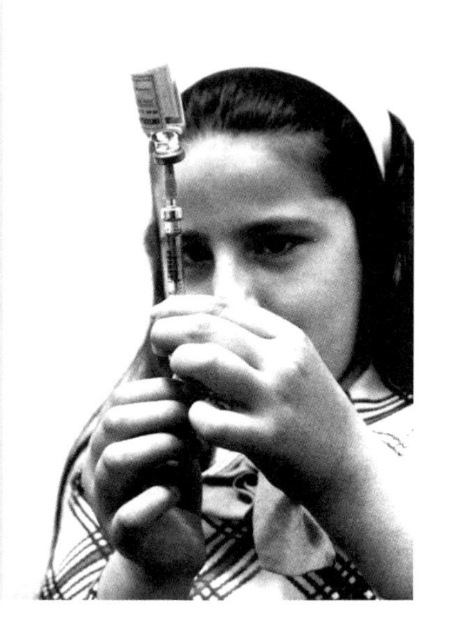

第三个十年（1968—1978）1969 年，由原《国际卫生条例》（ISR）修订更名而来的新《国际卫生条例》（International Health Regulations，IHR）第一版正式生效，把霍乱、鼠疫、黄热病、天花、回归热、斑疹伤寒 6 种烈性传染病纳入全球监测和控制；在根除天花运动取得伟大胜利的同时，发起了覆盖 6 种严重危害儿童健康疾病（白喉、破伤风、百日咳、麻疹、脊灰和结核病）的扩大免疫规划；启动了“盘尾丝虫病控制规划”；制定了“人类生殖研究、发展和培训特别计划”，开展性健康与生殖健康研究；设立“热带病研究和培训特别规划”，协调和支持全球抗击严重影响贫困和边缘人群健康的被忽视的传染病；出版首个《基本药物目录》，选择了满足人群卫生保健优先需要的药品；1976 年，在刚果民主共和国首次发现了埃博拉病毒。这一时期，世卫组织汲取了亚、非、拉发展中国家基层卫生的经验，包括中国“赤脚医生”的作用和所体现的理念，逐步形成了初级卫生保健的思想。

Immunize
and Protect
your Child
Protect your child
against
Six Killer Diseases
POLIO · DIPHTHERIA · WHOOPING COUGH
TETANUS · MEASLES · TUBERCULOSIS

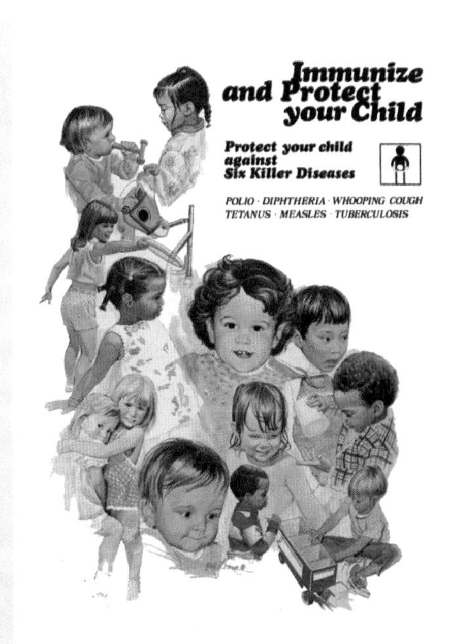

1974 年世卫组织发起了覆盖 6 种严重危害儿童健康疾病的扩大免疫规划。图为世卫组织为这一规划制作的宣传画。

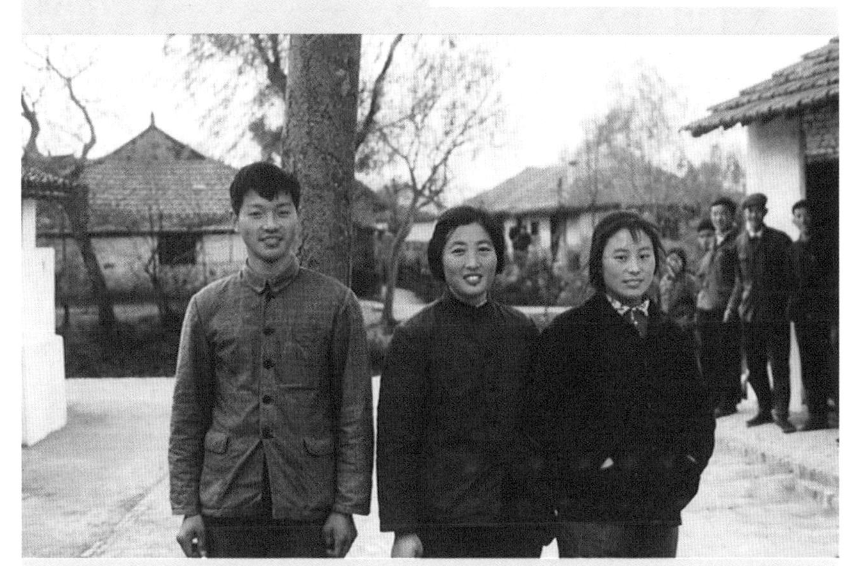

20 世纪 70 年代，中国“赤脚医生”对世卫组织初级卫生保健理念的形成产生重要影响。图为当年世卫组织拍摄的上海郊县生产大队里的三名赤脚医生。

第四个十年（1978—1988）这个十年以1978年世卫组织和联合国儿童基金会在苏联阿拉木图召开具有里程碑意义的国际初级卫生保健大会拉开序幕。大会发表了《阿拉木图宣言》，确定了通过初级卫生保健实现“人人享有卫生保健”的历史性目标。1979年，全球根除天花认证委员会确认天花已在世界范围内根除，人类取得了将一个烈性传染病从地球上彻底铲除的伟大胜利。在这一时期，世卫组织鼓励国家为公立卫生机构制定基本药物清单；提出通过培训计

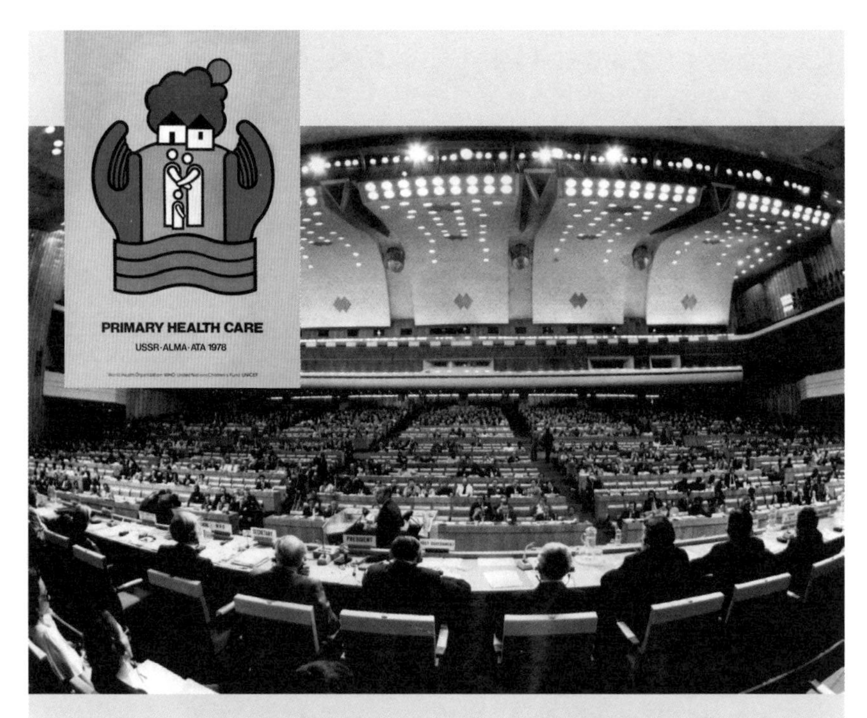

1978年9月，世卫组织和联合国儿童基金会在苏联阿拉木图召开了国际初级卫生保健大会，通过了著名的《阿拉木图宣言》。图为大会现场和官方海报。

1978—1988

划生育和传统接生员促进孕产妇健康；关注婴幼儿配方奶粉对婴幼儿健康的不利影响，制定了《母乳替代品销售国际守则》；在世界范围内推动口服补液治疗控制儿童痢疾；加大对癌症防治力度，提倡健康生活习惯（饮食、运动、不吸烟、谨慎饮酒）；针对艾滋病在全球范围内的流行，创立全球艾滋病规划，制定和协调抗击艾滋病的全球战略。

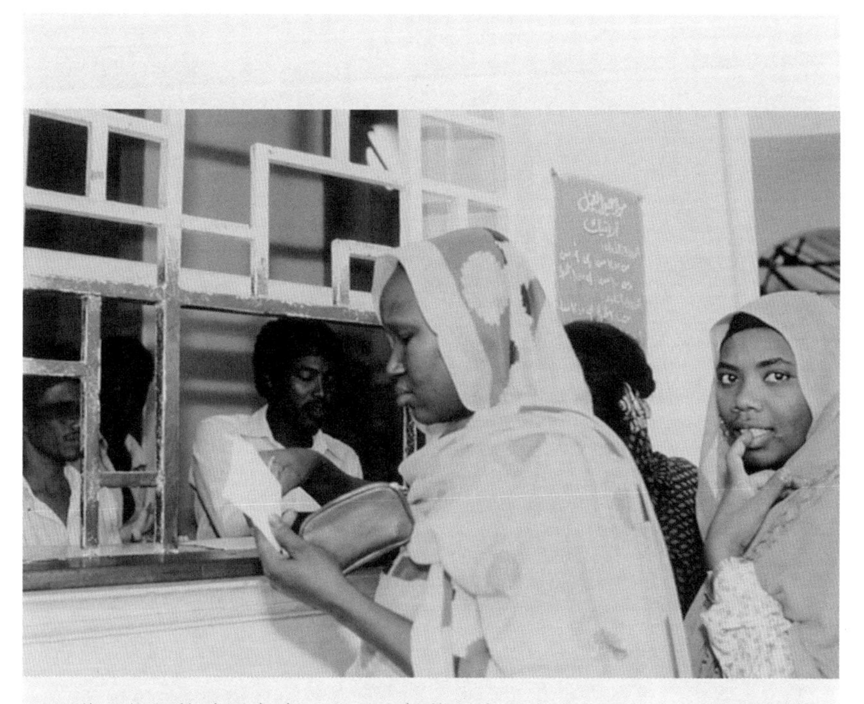

世卫组织鼓励国家为公立卫生机构制定基本药物清单。本图显示苏丹把基本药物的销售作为初级卫生保健的一部分。

1978—1988

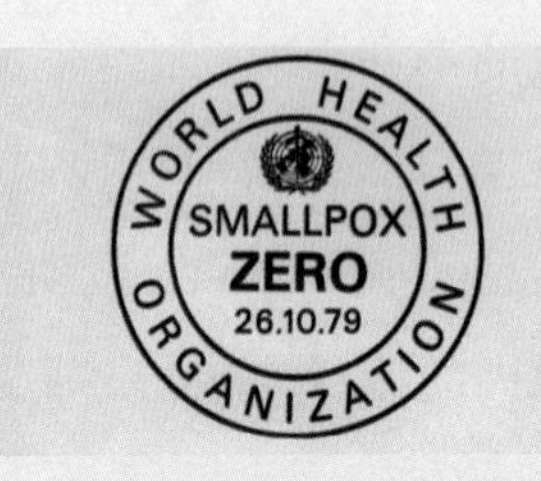

全球根除天花委员会确认天花已在索马里以及世界范围内被根除的徽标。

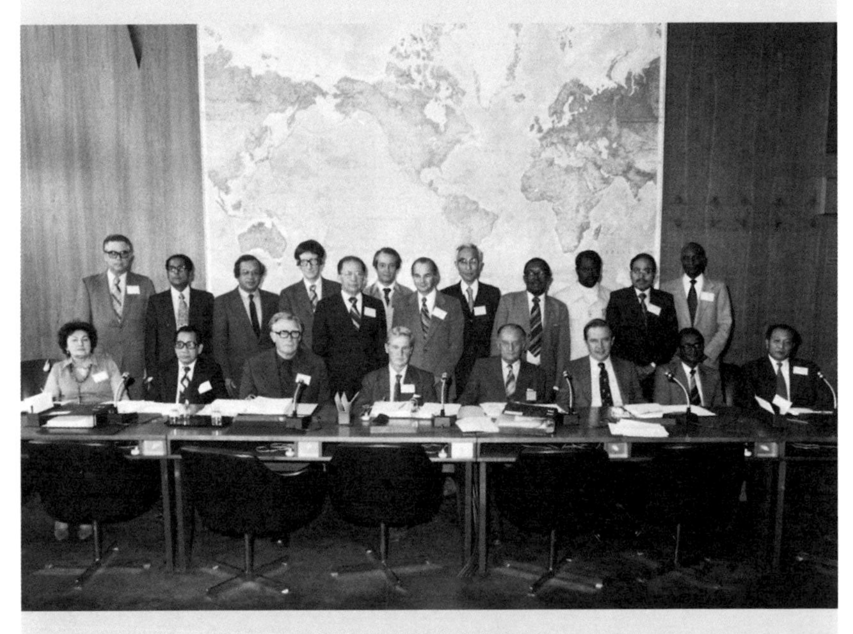

世卫组织于1958年发起、1967年强化的根除天花运动，于1977年在索马里拉下帷幕。1980年，世卫组织宣布天花已被根除。这是迄今为止人类历史上消灭的唯一一个传染病。图为1979年12月，来自19个国家的独立科学家组成的全球根除天花委员会在日内瓦世卫组织总部正式签署文件，证实“世界上的所有国家都已根除天花”。第一排右一是中国北京生物制品研究所副所长章以浩研究员。

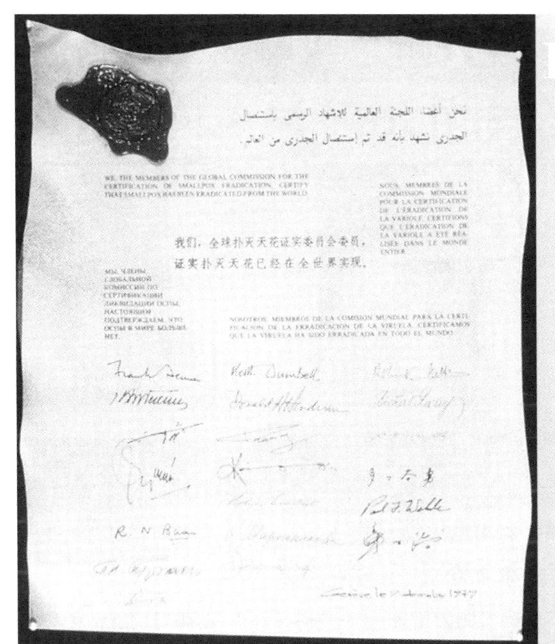

نحن أعضاء اللجنة العالمية للإشهاد الرسمي باستئصال الجدري نشهد بأنه قد تم إستئصال الجدري من العالم.

WE, THE MEMBERS OF THE GLOBAL COMMISSION FOR THE CERTIFICATION OF SMALLPOX ERADICATION, CERTIFY THAT SMALLPOX HAS BEEN ERADICATED FROM THE WORLD.

NOUS, MEMBRES DE LA COMMISSION MONDIALE POUR LA CERTIFICATION DE L'ERADICATION DE LA VARIOLE, CERTIFIONS QUE L'ERADICATION DE LA VARIOLE A ÉTÉ RÉALISÉE DANS LE MONDE ENTIER.

我们，全球扑灭天花证实委员会委员，证实扑灭天花已经在全世界实现。

МЫ, ЧЛЕНЫ ГЛОБАЛЬНОЙ КОМИССИИ ПО СЕРТИФИКАЦИИ ЛИКВИДАЦИИ ОСПЫ, НАСТОЯЩИМ ПОДТВЕРЖДАЕМ, ЧТО ОСПЫ В МИРЕ БОЛЬШЕ НЕТ.

NOSOTROS, MIEMBROS DE LA COMISION MUNDIAL PARA LA CERTIFICACION DE LA ERRADICACION DE LA VIRUELA, CERTIFICAMOS QUE LA VIRUELA HA SIDO ERRADICADA EN TODO EL MUNDO.

1979 年 12 月 9 日，全球根除天花认证委员会成员在日内瓦签署的羊皮纸。

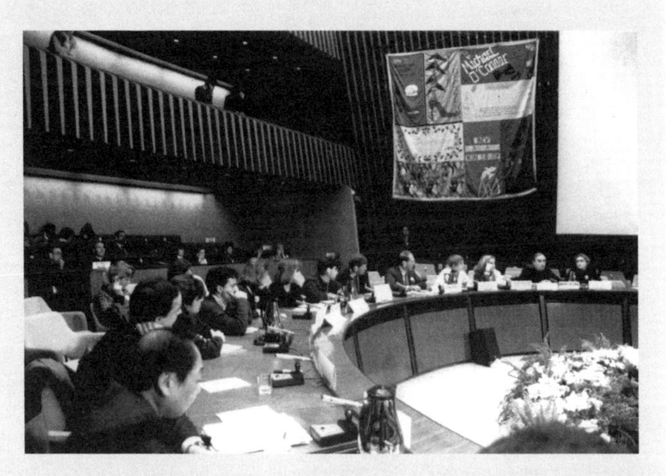

1986 年世卫组织创立全球艾滋病规划以制定抗击艾滋病的全球战略和协调全球行动。图为 1988 年 12 月全球艾滋病规划在日内瓦举行的世界艾滋病日青年论坛的一角。

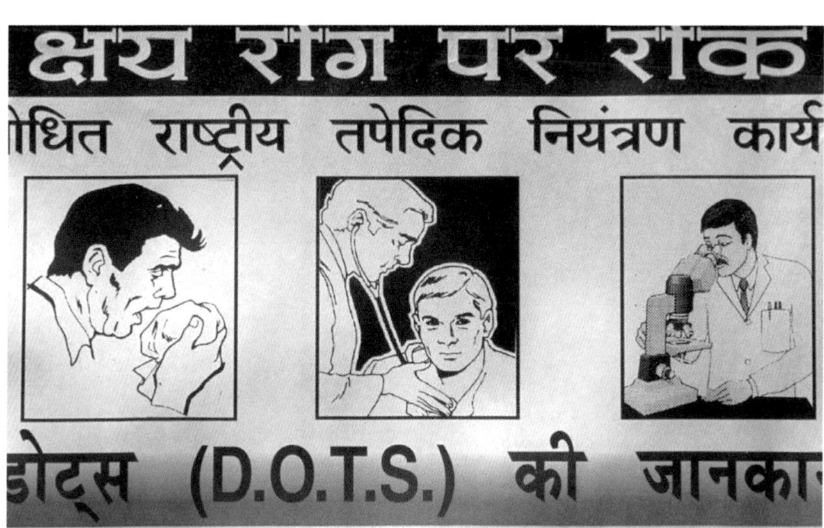

1995 年 世卫组织发起用于控制结核病的 DOTS（直接督导下的短程化疗）策略。图为印度新德里的 Dakshin Puri 药房中张贴的海报，详细介绍了结核病的 DOTS 策略。

1988—1998

第五个十年（1988—1998）世卫组织通过了有关不得歧视艾滋病感染者的决议，保护艾滋病感染者合法权益；与六个联合国伙伴机构共同创立联合国艾滋病规划署，加大对艾滋病的控制；与国际扶轮社、美国疾病预防和控制中心及联合国儿童基金会共同发起“全球脊灰根除行动”；发起用于控制结核病的 DOTS（直接督导下的短程化疗）策略，使得 3000 多万人通过初级卫生保健获得治疗；成立了“根除麦地那龙线虫病国际认证委员会”，评估麦地那龙线虫病根除工作的全球进展；通过了消灭麻风病的决议，力求在2000年把麻风病患病率降到万分之一以下。这一时期，世卫组织强调，健康促进和保护不应仅限于医疗技术，而应该包含生活方式、社会、经济、环境和个人等方面因素，同时强调生态可持续发展，预防并控制环境健康风险，逐步形成了健康的社会决定因素的理论框架。

第六个十年（1998—2008）世卫组织建立起“全球疫情预警和反应网络”（GOARN），有效应对和控制2003年暴发的严重急性呼吸道综合征（SARS）；修改并通过《国际卫生条例（2005）》，以控制国

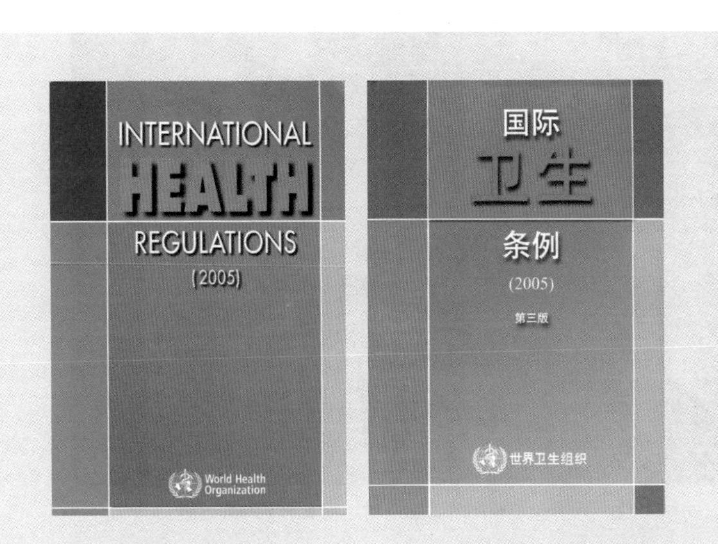

《国际卫生条例（2005）》是一部具有普遍约束力的国际卫生法，于2005年5月在第58届世界卫生大会上修改并通过。

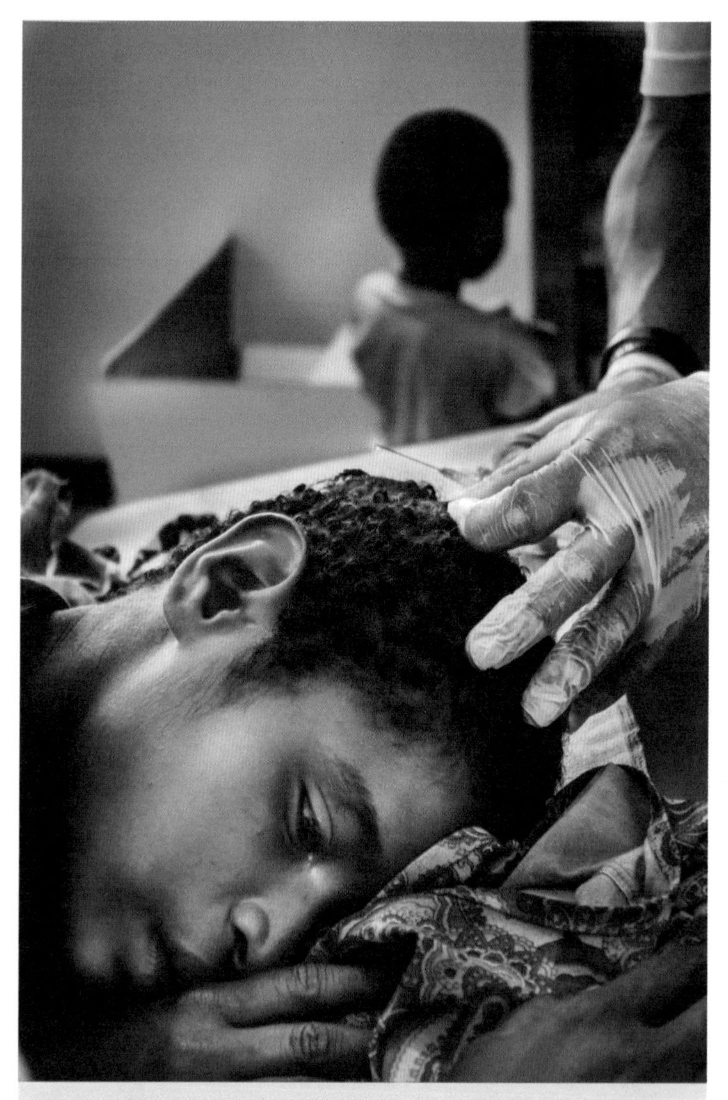

2002 年，世卫组织发布了关于暴力与健康的第一份世界报告。世卫组织倡导通过采取公共卫生措施减轻暴力和意外伤害造成的负担。图为医生安抚受到暴力伤害的女孩。

1998—2008

与国之间快速传播的疾病所带来的威胁；与联合国艾滋病规划署共同发起“三五倡议”[1]，成立“遏制结核病”“遏制疟疾”“孕产妇、新生儿和儿童健康”等多个重要伙伴关系；推动“抗击艾滋病、结核和疟疾全球基金”（简称“全球基金”）的创建，加大抵御全球三种最具破坏力的传染性疾病；发起消除麻疹行动；成立“宏观经济与卫生委员会”“健康的社会决定因素委员会”“知识产权、创新和公共卫生委员会”，大力倡导对健康投资，处理导致健康不公平的健康社会决定因素，改善全球健康公共产品的可及；谈判通过《烟草控制框架公约》，通过“饮食、身体活动和健康全球战略”，倡导道路交通安全“零事故”，发表首份《世界暴力与健康报告》，倡议应对气候变化，保护人类健康。

第七个十年（2008—2018）世卫组织制定了一系列消除重大传染性疾病的全球战略，包括：2030年消除艾滋病流行对公共卫生威胁，2030年在至少35个国家消除疟疾，2035年终止结核病，2030年消除病毒性肝炎；全球消灭小儿麻痹症的努力进入最后阶段；与主要制药公司合作，每年为10亿贫困人口免费提供被忽视的热带病的治疗药物。在非传染性疾病领域，世卫组织在制定全面的全球行动计划的同时，还从精神卫生、健康老龄、老年痴呆症、营养不良、交通意外死亡、暴力等维度加强预防控制。在这一时期，世卫组织还致力于提高基本药物的全球可及，拟定促进药物、疫苗和其他卫生产品可及路线图，批准《全球疫苗行动计划》，启动首个《抗微生物药物耐药性全球行动计划》和《应对艾滋病毒耐药性全球行动计划》；汲取降低

1 2003年，世卫组织提出到2005年末为发展中国家300万艾滋病感染者提供抗逆转录病毒治疗。简称“三五倡议”。

艾滋病抗逆转录病毒药物价格的经验，两年内使丙肝治疗药物价格直线下降。世卫组织持续重视妇幼健康，把对孕产妇、新生儿、儿童和青少年健康的关注作为扩大全民健康覆盖的切入点。十年期间，共应对四起国际关注的突发公共卫生事件，在抗击 2014 年西非埃博拉疫情后，设立卫生应急规划，提升有效应对紧急情况的能力。支持应对气候变化和空气污染的全球行动，致力于追踪不断变化的威胁，量化其对健康的危害。十年结束之年，正值《阿拉木图宣言》发布 40 周年，世卫组织通过了《阿斯塔纳宣言》，为实现全民健康覆盖提出了行动方向。

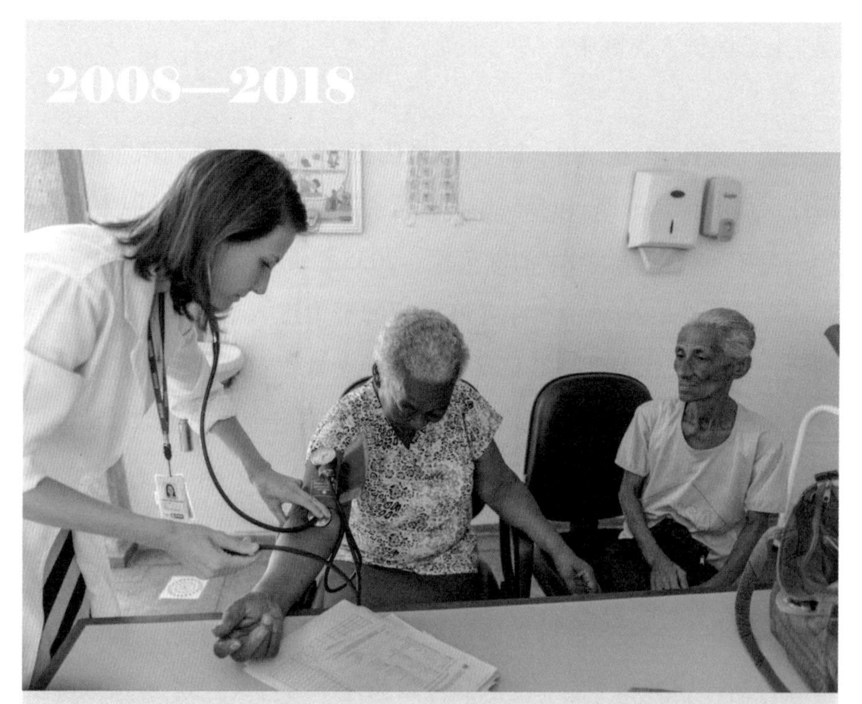

2013 年，世界卫生大会通过非传染性疾病全球监测框架。图为巴西 Caroline Souza 医生使用血压计为患病 21 年的 78 岁糖尿病患者测量血压。

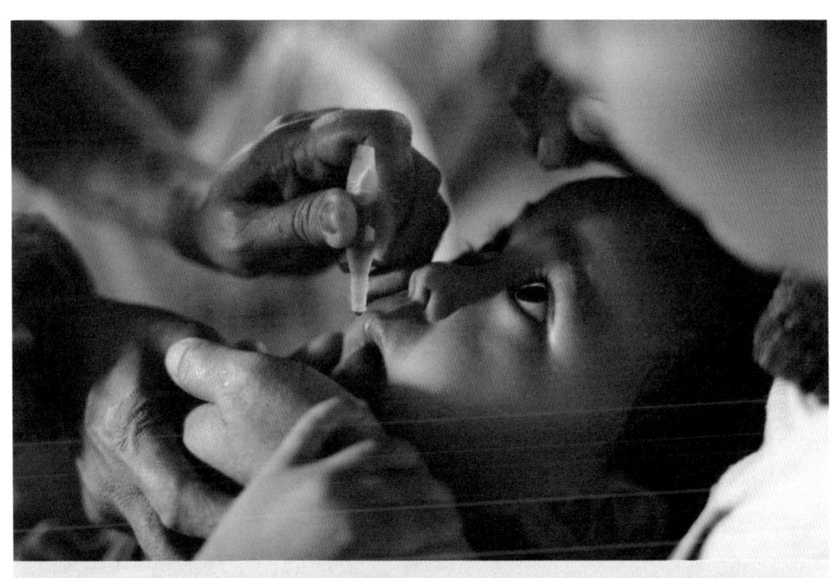

2014 年 5 月，近乎根除的脊灰野病毒疫情再次出现，被世卫组织宣布为“国际关注的突发公共卫生事件”。图为世卫组织工作人员给菲律宾幼儿服用脊灰疫苗。

2008—2018

进入第八个十年的世卫组织以 2018 年制定的《第十三个工作总规划》开局，重申了该组织增进全球健康、维护世界安全和为弱势人群服务的三大使命，提出了雄心勃勃的“三个十亿”的战略目标，即 5 年内，实现全民健康覆盖受益人口新增 10 亿人、面对突发卫生事件受到更好保护的人口新增 10 亿人以及健康和福祉得到改善的人口新增 10 亿人。为此，世卫组织确定了新战略、新流程、新运作模式、新文化，以及伙伴关系新办法等五大方面的转型方案。2019 年底出现并很快在全球蔓延的新型冠状病毒肺炎（简称“新冠肺炎”）疫情，是对世卫组织的严峻考验。在竭尽全力应对突发公共卫生事件，指导协调全球抗疫的同时，世卫组织也在努力帮助国家维护基本卫生服务的提供。

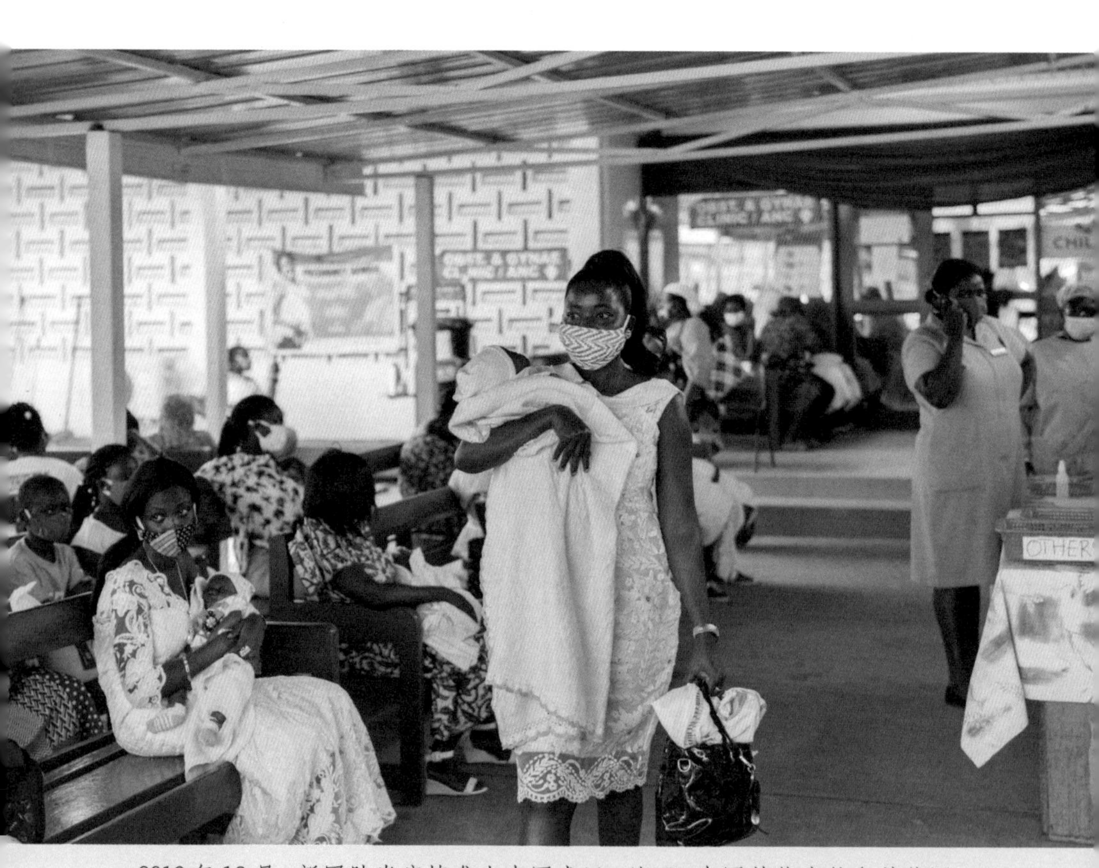

2019 年 12 月，新冠肺炎疫情袭击中国武汉，继而，中国其他省份和其他国家也出现相似病例。2020 年 1 月 31 日，世卫组织宣布新冠肺炎疫情构成“国际关注的突发公共卫生事件”。图为新冠肺炎大流行期间，在世卫组织支持下，加纳卫生部门在抗击新冠疫情的同时，继续向人民提供基本卫生服务，包括妇幼保健服务。

2018—2020

2. 世卫组织面临的挑战

自1948年创建以来，世卫组织作为最大的政府间专门机构，凭借崇高的价值观、广泛的职能和独特的优势，一直处于增进全球健康的前沿。随着全球化进程的加快，世卫组织所处的政治、经济、社会和环境不断变化，面临的挑战也越来越多。最重要的挑战是如何加强在全球卫生治理中的作用。

2.1 全球卫生治理格局变化带来的挑战

全球卫生治理的舞台除了传统的民族国家和他们组成的政府间组织外，近20多年来，还涌现了一批新兴非国家行为体，包括民间社会、国际的和社区的非政府组织、专业团体、慈善基金会、行业协会、媒体、本国和跨国公司、个人和非正式松散团体，以及公私合作伙伴关系。他们积极参与全球卫生事务，发出声音，采取行动，投入资源。如何在行为体多样化的全球卫生格局中发挥协调和指导权威，是世卫组织面临的一大挑战。

2.2 全球卫生议程不断扩展带来的挑战

在全球化的世界，卫生发展和卫生安全议程越来越超出卫生部门的职能而日益扩展到影响人类健康的众多非卫生领域：国际贸易、人员旅行、知识产权、经济生产、武装冲突、自然灾害、气候变化、环境保护，等等。如何确保其他部门和领域的治理不仅不对卫生治理产生负面影响，而且促进人类的健康，是以健康为主要职能的世卫组织面临的又一大挑战。

2.3 分权的三级组织结构带来的挑战

具有相对自主性的独一无二的区域体制，给世卫组织有针对性地回应各地区会员国的需求创造了条件，但又往往妨碍了该组织的统一和效率。世卫组织在全球卫生治理中发挥的作用不仅体现在总部，也体现在区域和国家层面。如何保证在一个分权的体制中保持一体化，提高工作绩效，是世卫组织面临的组织结构方面的挑战。

2.4 供资结构带来的挑战

长期以来，世卫组织评定会费增长基本停滞，自愿捐款逐年增加，筹资结构失衡给世卫组织将获得的资金与世界卫生大会确定的重点规划匹配带来困难，也增加了对数量有限的自愿捐款者的依赖。2016—2017 双年度规划预算显示，20 个最大的出资方（其中不少是世卫组织非会员国）提供的资金占世卫组织总预算的近 80%。因此，如何确保理事机构确定的规划预算重点有可支配、可预测和稳定的资金保障，以及减少其供资基础的脆弱性，是世卫组织面临的供资方面的挑战。

这些挑战都需要世卫组织通过不断的改革和经常性的调整来应对。

第二章

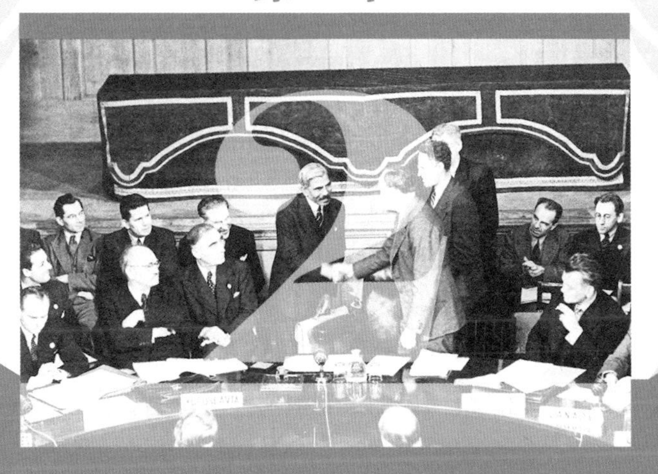

中国与世卫组织：创建及早期合作

中国是世卫组织的创始国和最早的会员国之一。从 1945 年提出创议到 1948 年世卫组织宣告正式成立的三年时间里，中国一直积极主动地利用其相对有限的政治资源，努力参与世卫组织的创建、组织和设计，最终促成了它的成立。这是当时的中国政府参与国际卫生事务的初步尝试，取得了重要的成果。但由于历史的原因，中国与世卫组织的早期合作未能延伸和扩展，该组织西太区办事处的筹建与初期的发展也给中国留下了历史性的遗憾。

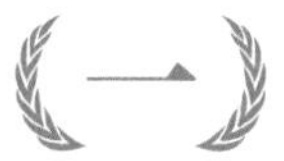

中国与世卫组织的创建

世卫组织的创建源于 1945 年 4—6 月在美国旧金山召开的联合国国际组织会议，这是商议成立联合国下属国际组织的会议，中国政府派出以时任外交部长兼代理行政院长宋子文为团长、包括中国共产党代表董必武在内的 10 名正式代表组成的代表团参加会议。起初成立国际卫生机构的问题并未列入大会议事日程。宋子文秘书、中国代表团成员施思明（Szeming Sze）敏锐地发现了这一问题。他和巴西的代表热拉尔多·保罗·苏扎（Geraldo H. de Paula Souza），凭借广阔的人脉和成熟的政治技巧，促成中国和巴西作为创始国共同发布了由

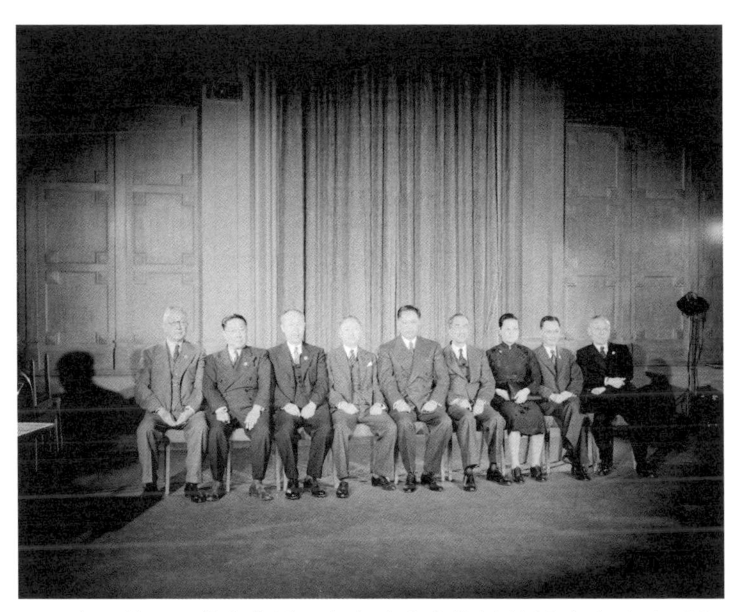

1945 年 4 月至 6 月在美国旧金山召开了联合国国际组织会议，图为会议期间中国代表团合影。

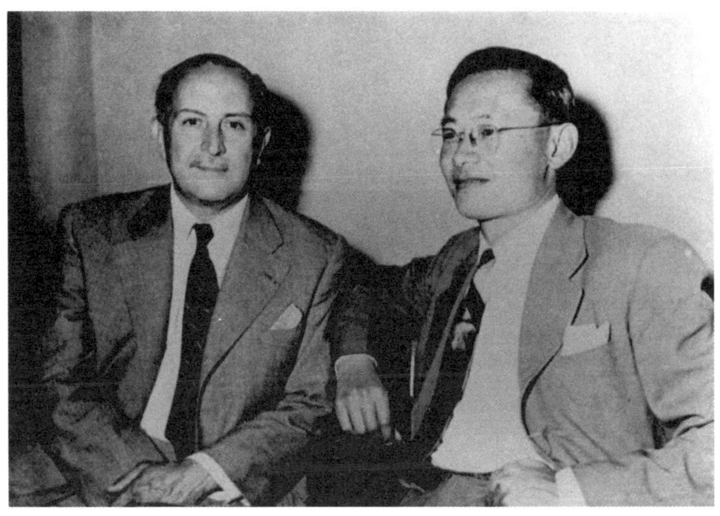

联合国国际组织会议期间中国代表施思明（右）和巴西代表热拉尔多·保罗·苏扎（左）。

For China:
Pour la Chine:
中國:
За Китай:
Por la China:

《联合国宪章》中国代表团的签字页。

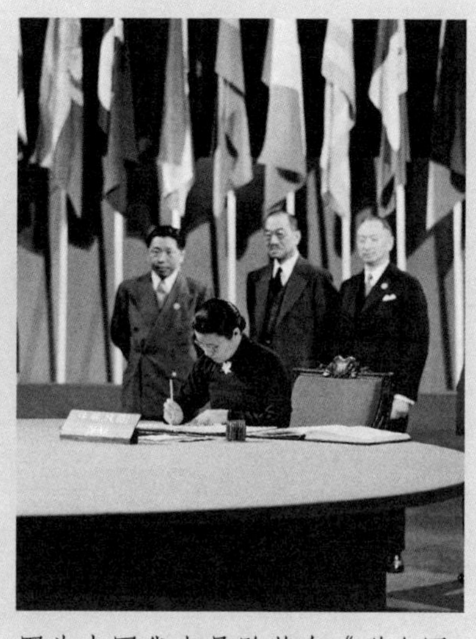

图为中国代表吴贻芳在《联合国宪章》上签字。

联合国国际组织会议最终决定在联合国系统内建立一个国际性卫生组织，并在《联合国宪章》内加入有关卫生工作的内容。

The United Nations Conference on International Organization

RESTRICTED
Doc. 446 (ENGLISH)
G/52
May 19, 1945

GENERAL

JOINT PROPOSAL SUBMITTED BY THE DELEGATIONS OF BRAZIL AND CHINA*

In accordance with the Rules of Procedure requiring authorization of the Executive Committee for acceptance of formal proposals submitted after May 4, 1945, the Secretary General herewith circulates a proposal submitted by the Delegation of China on May 12, 1945, which was accepted by the Executive Committee on May 18, 1945.

Proposal of the Chinese Delegation Regarding the Amendment to Chapter XII Proposed by the Brazilian Delegation

The proposal of the Brazilian Delegation to establish an Interim Commission for an international health organization is in line with the views of the Chinese Delegation.

However, we feel that, while we agree as to the high objective which we all wish to achieve, the procedure proposed--that of incorporating it as an addition to Chapter XII--is not necessarily the only way of achieving this objective.

If the proposal of the Brazilian Delegation does not receive the vote of the necessary majority, the Chinese Delegation wishes to submit the following resolution to be passed as a recommendation to the Conference from this Committee. We feel that, while it expresses almost exactly the same purposes as the Brazilian Delegation had in mind, it will achieve the desired result by a procedure which will have more general agreement.

*Note: After the above proposal was accepted by the Executive Committee for circulation as an official Conference document, the Delegation of Brazil proposed and the Delegation of China approved that this be a joint proposal of the Delegations, the Brazilian Delegation having withdrawn its proposed amendment No. 8 to Chapter XII of the Dumbarton Oaks Proposals as set forth in Document 2 G/7 (c) (4), May 6, 1945.

1745 -1-

BE IT RESOLVED:

1. THAT, An Interim Commission be established for studying, and making recommendations regarding, the establishment of an international health organization;

2. THAT, Each of the governments here represented be entitled to designate a representative on the Interim Commission, and that the Interim Commission be installed in a city to be designated by the Presidents of the Conference not later than three months after the date of such designation;

3. THAT, The government, in whose territory the Interim Commission has been designated to meet, shall be requested to convene the Interim Commission and to make all necessary preparations for the organization of its meetings.

4. THAT, In the preparation of a plan for the permanent organization, the Interim Commission shall give full consideration to the relation of the permanent organization to and methods of associating it with other institutions, national as well as international, which already exist or which may hereafter be established in the field of health.

5. THAT, The Interim Commission shall report the results of its studies to the Economic and Social Council.

1745 -2-

联合国国际组织会议上中国和巴西共同提交的关于建立国际性卫生组织的提案和会议决定。

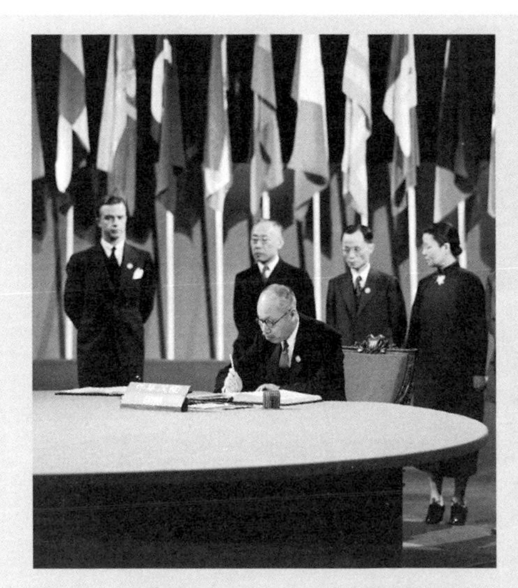

图为中国代表董必武在《联合国宪章》上签字。

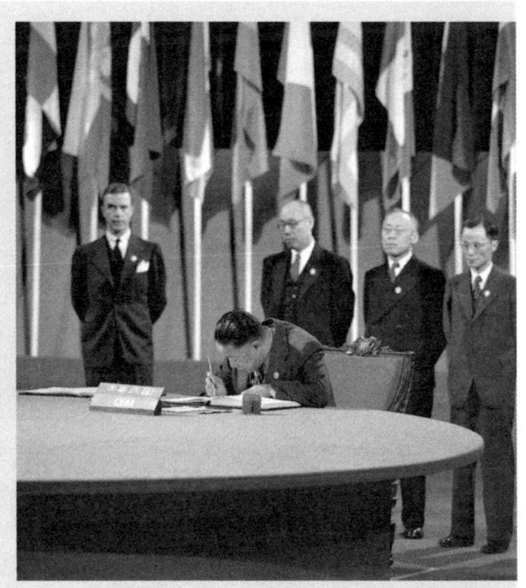

图为中国代表胡霖在《联合国宪章》上签字。

他们二人起草的《关于建立一个国际性卫生组织的宣言》，得到了与会代表的一致认可。最终大会定稿的《联合国宪章》列入了卫生工作的内容，并决定在联合国系统内建立一个国际性卫生组织，由联合国经济与社会理事会直接负责该国际卫生组织的筹建。1945 年 6 月 25 日，全体大会一致通过《联合国宪章》，26 日举行了《联合国宪章》签署仪式。中国是第一个在宪章上签字的国家。

1946 年 1 月联合国经济与社会理事会召开第一次会议，中国代表提出两项建议均被采纳：决定召开联合国成员国的国际会议，商讨建立一个国际卫生组织的问题；此前先成立一个由专家组成的技

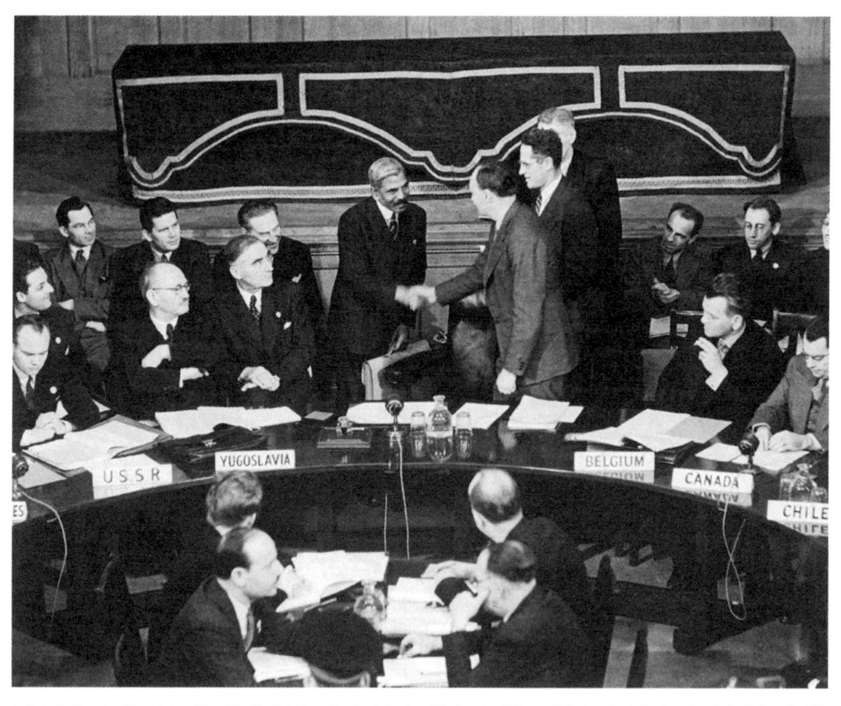

1946 年 1 月召开的联合国经济与社会理事会第一届会议同意了中国代表提出的关于建立国际卫生组织的两项建议。图为会议场景。

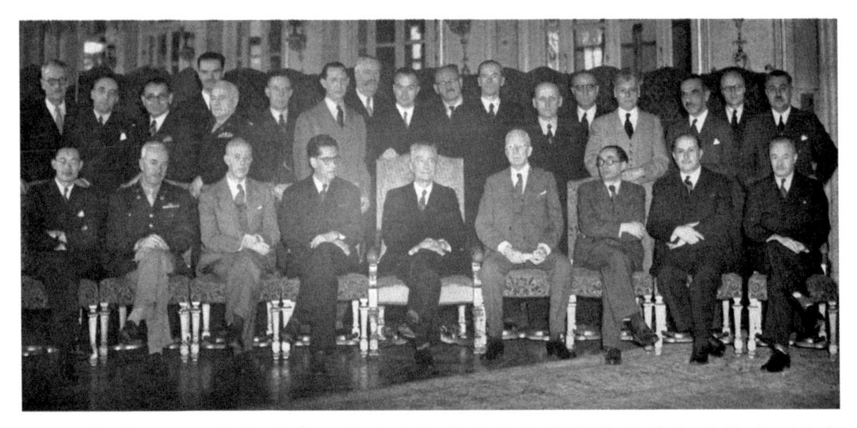

1946 年联合国经济与社会理事会成立由专家组成的技术筹备委员会。图为当年技术筹备委员会在巴黎的合影，前排左一为中国专家施思明。

术筹备委员会，为会议准备提案和基本文件。中国代表施思明分别作为技术筹备委员会的专家和起草委员会的委员参与了相关文件的起草和审议，对《组织法》序言的起草和组织的命名作出了重要贡献。

1946 年 3—4 月，技术筹备委员会在法国巴黎举行会议，起草《组织法》。如何定义“健康”是序言起草面临的重要问题。技术筹备委员会对此进行了数日工作，期间施思明提出关于健康“是一种躯体适宜，精神和社会的安乐，而不仅仅是不存在虚弱和疾病”的主张。后来国际卫生大会通过的《组织法》仅对这一提法的措辞稍作修改。这一健康概念超越了其他组织提出的将重心置于生物医学模式的所有健康概念。由于涵盖的维度之广和对社会健康的强调，这一概念被认为是一大创举，得到广泛应用，对世卫组织的工作内容和方向产生了深远影响，70 多年来，一直沿用，经久不衰。关于这个组织的命名问题，委员会在是否冠以“联合国”的前缀以及在命名为“国际卫生组织”还是“世界卫生组织”的选择上也曾有不同的意见。施思明认为，由于该组织的宗旨和任务不同于联合国，将具有独立的行政管理系统、自己的会员国和独立的财政预算，并将向所有国家开放，包括因政治原因拒绝加入联合国的国家（如瑞士等），还将与一些托管地区以及与卫生有关的政府间组织、非政府组织和学术团体开展合作，故不宜采用“联合国”的前缀。他还指出，与“国际卫生组织”这个名字相比，“世界卫生组织”意味着超越了国家间的关系，强调应采用“世界卫生组织”这一命名。经过施思明等人充分地据理论述，技术筹备委员会最终采纳了“世界卫生组织”的名称。这一具有超前意识的命名，为世卫组织日后进入全球卫生时代包容更广泛的行为体敞开了大门。

1946 年 6 月 19 日至 7 月 22 日，国际卫生大会在纽约召开，商讨通过《组织法》草案等事宜。中国派出了以沈克非为团长，施思明、袁贻瑾等为团员的 12 人组成的代表团出席会议。由于配备了很好的法律顾问，只有中国和英国第一时间在《组织法》上毫无保留地签字，其他国家则在签字的同时都加上了“有待核准”的字样。由于国家

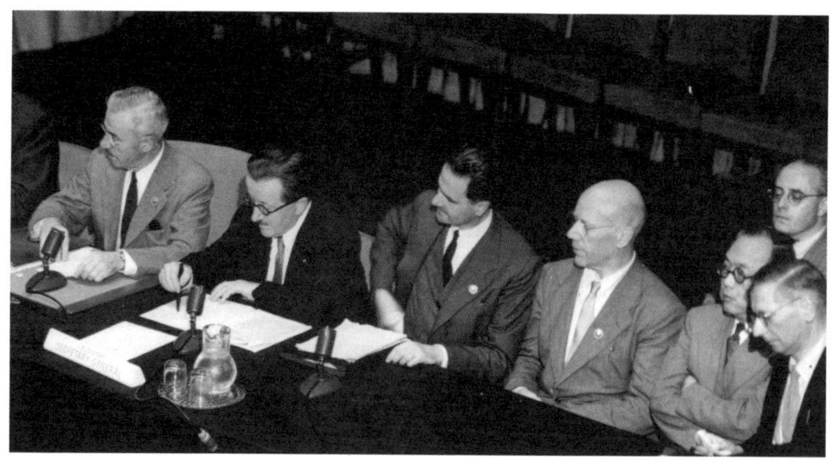

1946 年纽约国际卫生大会上的美国代表、苏联代表、联合国社会事务助理秘书长，会议秘书及中国代表（右三）。

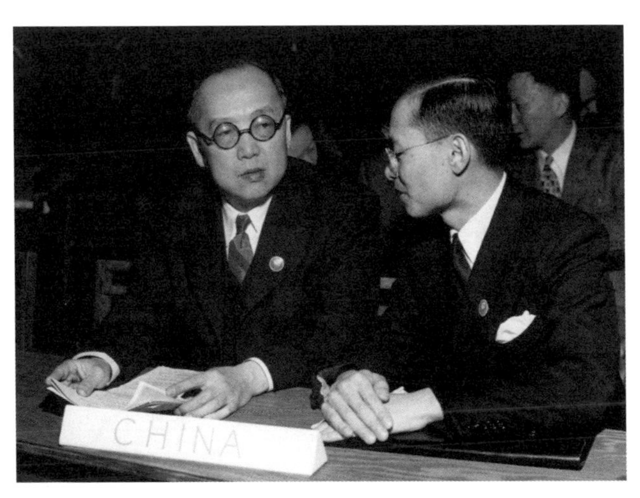

出席 1946 年纽约国际卫生大会的中国代表团。左为团长沈克非，右为代表施思明。

核准的时间远远超出了当初的预想，直到 1948 年才收齐了生效所需的 26 个国家的法律审核。因此，中国是世卫组织名副其实的创始国和最早的会员国之一。

此次会议上，与会代表一致认为，新成立的世卫组织应当作为唯一的世界性卫生组织，原来存在的国际联盟卫生组织、国际公共卫生局等卫生组织都将并入世卫组织。最终国际卫生大会决定在等待政府核准期间，由 18 个国家组成的过渡委员会暂代世卫组织行使其职权，并承担原有一些国际卫生组织的相关职能。过渡委员会共召开了五届会议，其中中国代表沈克非、金宝善分别出席了第一届和第四届会议，施思明全程参加了五届会议，并代表中国参加了除会址分委会之外的所有内部委员会，多次为弱势国家争取了应有的利益。由于施思明在磋商创建世卫组织的过程中起到了关键性作用，其后被《洛杉矶时报》《纽约时报》《美国医学杂志》等称为是世卫组织的创建者之一。

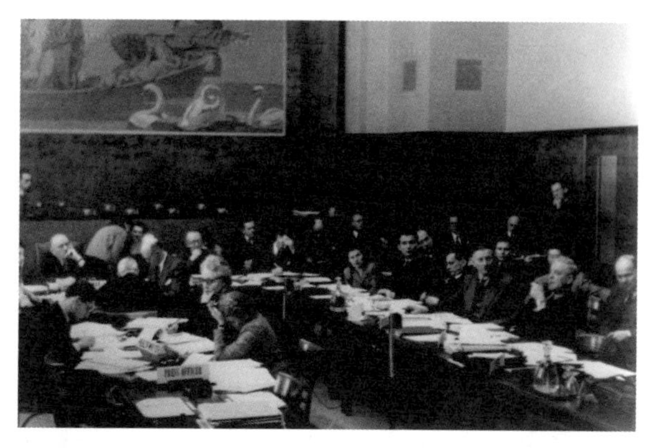

1946 年 7 月于纽约召开的过渡委员会第一届会议的场景。

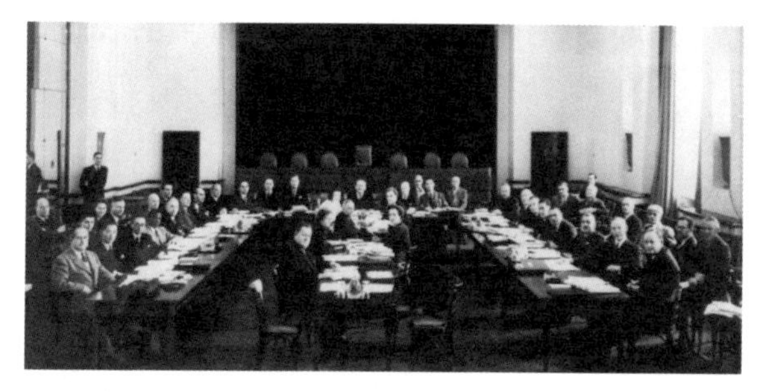

1946 年 11 月于日内瓦召开的过渡委员会第二届会议的场景。

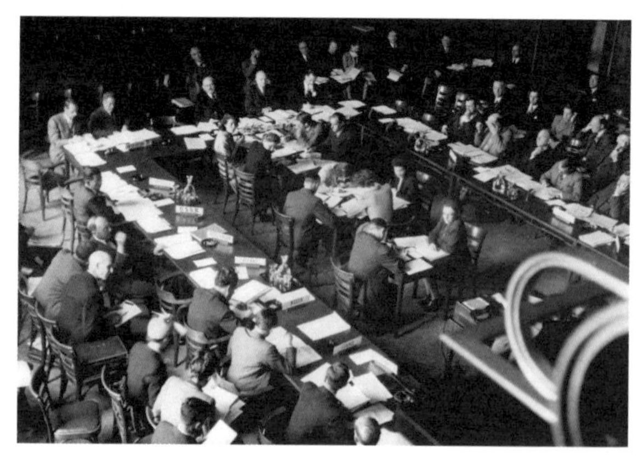

1947 年 3 月于日内瓦召开的过渡委员会第三届会议的场景。

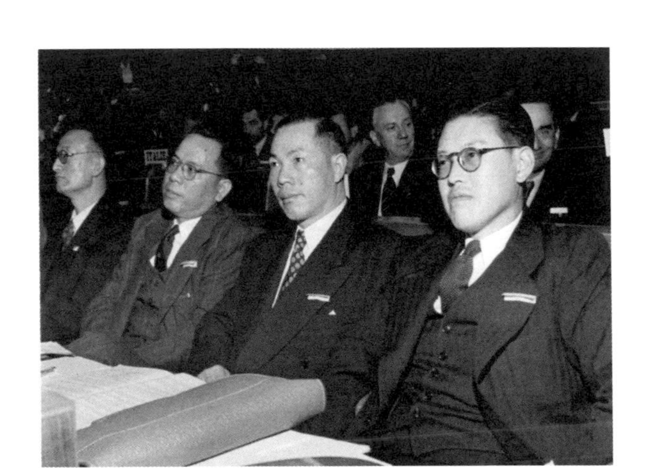

参加第一届世界卫生大会的中国代表团。从左至右分别为戚寿南、容启荣、张建、舒昌誉。

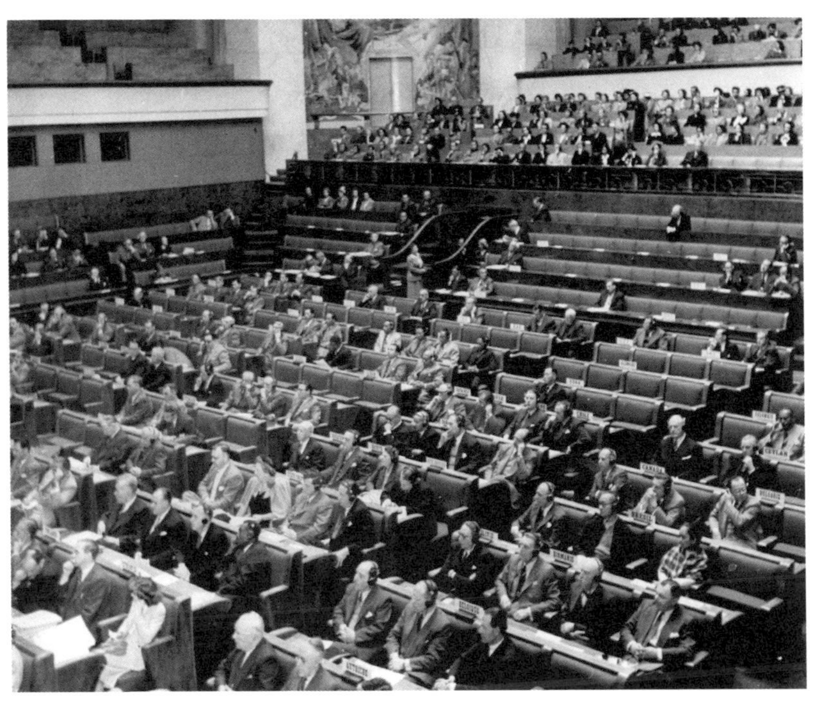

第一届世界卫生大会全体会议于1948年6月在日内瓦万国宫召开。图为大会场景。

二

中国与世卫组织的早期合作

1946 年至 1948 年，在世卫组织过渡委员会暂代行使世卫组织职权期间，中国与其在多方面展开了积极的合作，是过渡委员会最主要的合作者之一。

在中国开展活动初期，过渡委员会主要承接了联合国善后救济总署（简称“联总”）的项目和资金基本业务。按照 1946 年 10 月世卫组织与联总签署的草约，联总需在 1947 年 4 月 1 日前将在远东地区的卫生业务逐步移交世卫组织过渡委员会继续运营，其中涉及资金 150 万美元，继续援助的主要国家包括中国。自 1947 年 4 月 1 日起，“世界卫生组织驻中国代表团办事处”接替联总驻华办事处直接负责联总的在华卫生项目，这些项目为第二次世界大战后中国卫生发展作出了重要贡献。

1947 年，过渡委员会向中国派出了当时规模最大的卫生考察团，由南斯拉夫著名的公共卫生学家鲍谦熙（Borislav Borcic）率领，成员包括流行病学、细菌学、放射学、儿科、外科、骨科、眼科、妇产科、神经科、结核病以及检疫措施等各类专家和技术人员 26 人。主要任务有两个：为中国培训技术人才，包括落实奖学金项目；通过实地工作控制流行病。

对医务及公共卫生人员进行培训是考察团最重要的任务。培训主要集中在南京和广东的一些医院和医学教育中心，由专家通过讲授实验、新法诊断、治疗示范和实地工作指导等训练方式，对医生、护士以及卫生工程师分别进行临床检验、医院护理和公共卫生等方面的培训。根据过渡委员会的计划，预定每年在华培训卫生人员 600—900 人，训练期 6 个月至 1 年不等；同时在部分县区甚至农村地区普设卫生示范所，专门示范防控传染病的方法。除南京和广东外，也有专家在成都、兰州、沈阳和台湾等地开展过一些短期培训。应中国福利基金会要求，过渡委员会也曾为其提供数套医学教材和少量医药用品，并派一名骨科专家和一名护士到解放区开办短期医疗训练班。此外，过渡委员会还派有一位制药和化学工程师到中央生物化学制药实验处提供技术咨询。

世卫组织对华奖学金项目则由实地服务司负责。该项目计划为 180 名左右的医师和其他卫生工作人员提供前往欧美各国考察研究 2 至 12 个月的机会。以 1947 年过渡委员会奖学金计划为例，除了 40 名额外奖学金的名额，中国所申请的人数、尚在审核中和核准通过的人数以及当年已经在访学的人数均位列全球最高。1948 年，又计划 25 万美元作为奖学金，可为 50 名申请人提供赴美研究的机会，后又有 14.6 万美元自考察团预算中转入该项目，另有 40 位奖学金申请人获益。

传染病的控制是过渡委员会考察团在华活动的又一重要任务。主要聚焦于鼠疫、黑热病和结核病，其他如疟疾、天花、血吸虫病等疾病则由于资金和人员的匮乏无法开展。1947 年春南昌鼠疫流行期间，世卫组织曾派遣一位流行病学家在华进行调研，提出开展隔离检疫等预防措施的建议，对当地的卫生人员进行培训，大力开展灭鼠运动和推广疫苗接种，为当地的鼠疫控制与预防作出了巨大贡献。同时，世卫组织也向中国提供了一批灭鼠药品，以协助中国扑灭江浙两省的鼠疫。考察团在华期间对黑热病和结核病的控制曾制定了宏伟的计划，初步进行了大量的工作。比如开展针对黑热病防控的技师培训班，招收了 10 名学员；建立多个筛查中心，对京、沪、平、津等地数千名儿童实施结核病试验和 X 线检查，推广卡介苗接种；并派遣医生出国学习卡介苗的制备、使用和保存等技术。但这些工作还没来得及完全实施，后期由于战乱等因素而被迫中止。

中国与世卫组织早期的合作还包括向其过渡委员会提供专家人力的支持。1947 年，曾任国民政府卫生署中央卫生实验院院长的朱章赓应世卫组织过渡委员会邀请，赴纽约任过渡委员会卫生组副主任。当时，由于中国医药卫生人才极度缺乏，中国专家在过渡委员会成立的多个专家委员会中任职者寥寥无几，只有国立上海医学院院长兼药理学教授朱恒璧博士入选“麻醉药物专家委员会”，中国卫生部防疫司司长容启荣博士入选第一届“检疫专家委员会”。

总体而言，这一时期世卫组织过渡委员会与中国的合作多以援助为主，由于资源匮乏、战乱和国际国内政治变化等因素，实际效果并未得到充分表现。1949 年 6 月上海解放，世卫组织驻中国代表团办事处即停止活动，其在大陆的业务至 1950 年 7 月结束。

三

中国参与世卫组织西太区办事处的筹建与发展

按照《组织法》的规定，世卫组织陆续成立了六个区域性组织，负责执行它的全球规划，其中西太区组织的成立在一定程度上可谓是命运坎坷。从 1948 年第一届世界卫生大会授权各区域建立地区委员会和地区办事处，到 1950 年第三届世界卫生大会通过建立西太区办事处的决议，再到 1951 年第四届世界卫生大会上通过召集西太区委员会第一届会议的决议，历时三年，西太区办事处的所在地才确定下来。这一过程给中国留下了与西太区办事处选址失之交臂的历史遗憾。

在第一届世界卫生大会上，远东区（西太区最初被称为远东区）工作组对多个选择进行了讨论。中国代表团提议上海，菲律宾代表团提议马尼拉，韩国的观察员提议韩国，后改为支持上海，荷兰代表团支持马尼拉。1948 年 7 月，在世卫组织执委会第一届会议上，中国和菲律宾分别提议在自己的国家建立地区办事处。最初世卫组织计划将西太区办事处设在上海法租界毕勋路的一栋花园别墅。但由于当时中国正处于解放战争时期，上海随时可能成为战区，世卫组织考虑到安全因素，只能放弃在上海建立西太区办事处的计划，将西太区临时办事处暂设在泰国曼谷（1950 年 7—8 月），一个月后转移到了香港九龙（1950 年 8 月至 1951 年 8 月）。

1951 年 5 月，在日内瓦召开的第一届西太区委员会会议无视新成立的中华人民共和国政府是中国人民的唯一合法政府，中国未能出席会议。会议选举台湾当局“行政院卫生署副署长”方颐积为首任西太区主任（任期为 1951 年 7 月至 1966 年 7 月），关于西太区办事处的选址，上海已不在考虑之列。马尼拉以 7 票支持、4 票弃权，击败汉城（今首尔）和新加坡，成功当选西太区办事处所在地。1951 年 8 月，西太区办事处从香港迁到了马尼拉湾区 25 号大街一栋两层小楼。刚刚经过第二次世界大战洗礼的马尼拉断壁残垣，四处废墟，空间的局促更是给不断发展壮大的西太区带来了诸多不便。于是西太区在 1959 年 2 月再次迁址，搬到了现在的马尼拉厄米塔区。这一切及随后 20 年间的诸多活动都与拥有西太区最多人口的新中国没有联系，在历史长卷里留下一抹深深的遗憾。

中国失去在上海设立西太区办事处的机遇离不开当时的历史语境。中国虽是世卫组织最早的正式成员国，并被划分为西太区成员国，但由于国内战争等因素，未能参加第二届世界卫生大会（1949 年）。新中国成立后，由于在世卫组织的合法席位未被恢复，也未能参加第三届（1950 年）世界卫生大会和第一届西太区委员会会议（1951 年）。此后的世界卫生大会（从 1953 年第六届起）和西太区委员会会议（从 1951 年 9 月第二届起）都是由台湾当局代表参加，直到 1971 年第 25 届世界卫生大会上中华人民共和国的合法席位得以恢复。从 1973 年起，中国开始出席西太区委员会的历届会议。

第三章

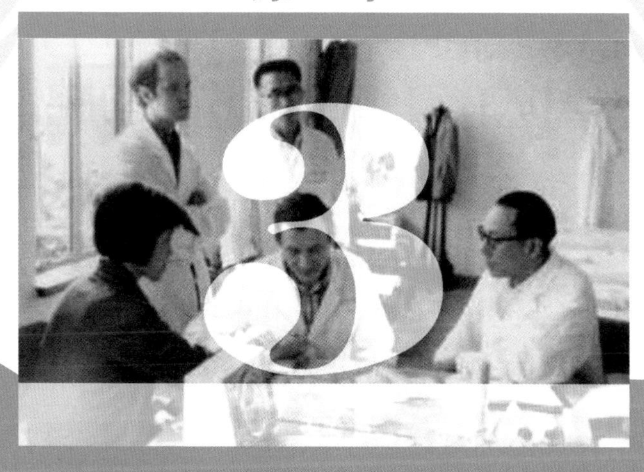

中国与世卫组织：重返初期的合作探索与磨合

一

重返世卫组织：从拒绝到承认

1949 年，中华人民共和国成立。由于美国执行敌视新中国的政策，中国在联合国及其包括世卫组织在内的专门机构的合法席位被蒋介石集团所占据。为恢复中国在世卫组织的合法地位，中国政府作出了不懈的努力。

新中国成立后，周恩来外长于 1949 年 11 月致电联合国秘书长赖依和大会主席罗慕洛，要求取消国民党代表团在联合国的资格。1950 年 5 月 12 日，在第三届世界卫生大会召开之前，周恩来外长又致电世卫组织总干事奇泽姆和联合国秘书长赖依等人，申明中华人民共和国政府是代表中国人民的唯一合法政府，中国国民党的所谓“代表”已完全没有资格参加该组织，必须将他们驱逐出去。在此之前，1950 年 5 月 5 日，国民党因无力承担会费已经宣布退出世卫组织。但是，5 月 25 日，第三届世界卫生大会对周恩来外长的致电未作出回应，而是通过决议，表示欢迎“台湾政府”随时回归。

一个月后，朝鲜战争爆发，联合国出兵朝鲜，中国人民志愿军入朝参战，联合国在美国的操纵下，通过议案指责中国为侵略者。继而先以“延期审议”的方式，后以恢复中国代表权必须由联大以三分之二多数票赞成方能通过的“重要问题”为由，把中国排除在联合国之外整整 20 年。直到 1971 年 10 月 25 日第 26 届联大通过决议恢复中华人民共和国在联合国一切合法权利，并立即把国民党集团的代表从联合国及其所属一切机构中驱逐出去。

在这期间，作为世卫组织通报传染病病例和疫情重要平台的《疫情周报》多次将中国的海口、台湾、青岛、汉口、汕头、福州、上海等港口报道为天花或霍乱“疫港”，将中国在内的亚洲视为“瘟疫制造者”，遭到《人民日报》严正谴责和反对。

尽管这段时期新中国与世卫组织没有官方互动，但国际卫生的舞台上并非没有中国人的身影。朱章赓和施正信就是两位杰出的代表。他们都是公共卫生专家，曾在国民政府担任要职。新中国成立前脱离国民政府，移居香港。两人分别于 1950 年和 1952 年被世卫组织聘任，分别担任日内瓦总部公共卫生行政科主任和社会及职业卫生组官员，成为国际职员。他们在为国际卫生作出贡献的同时，也与新中国建立联系。60 年代回国后，他们在国内担任了重要职务。中国恢复在世卫组织合法席位后，他们曾在卫生部外事局协助筹备中国参加世卫组织的工作，并以顾问身份与中国代表团一起参加世卫组织理事会议。他们在中国与世卫组织这段特殊的关系史上留下了不可磨灭的印记。

1972 年 5 月 10 日，第 25 届世界卫生大会通过决议，恢复中华人民共和国在世卫组织的合法席位和所有合法权利，并驱逐蒋介石集团代表。同年 8 月，世卫组织总干事坎道应邀访华，宣布与台湾断绝一切联系。姬鹏飞外长会见坎道并宣布中国将逐步参加世卫组织活动。1972 年，《人民日报》连续发表了 4 篇文章报道中国恢复世卫组织合法席位与世卫组织总干事访华。自此，中国与世卫组织走过了 20 多年从“拒绝”到“承认”的曲折过程。

二

重返初期的合作探索与磨合

恢复了在世卫组织合法席位的中国，结束了国际卫生体系“局外人”的身份，登上国际卫生多边舞台。但是，由于长期被隔绝于国际卫生体系之外，中国对国际卫生领域和世卫组织不熟悉，世界对中国也缺乏了解。从 1972 年中国重返世卫组织到 1978 年中国实行改革开放的 6 年间，是中国与世卫组织合作的探索与磨合期。

1. 了解世卫组织，学习相关国际规则

1973 年 5 月，中国应世卫组织总干事坎道邀请，首次派出中国代表团参加了第 26 届世界卫生大会。代表团由卫生部黄树则副部长任团长，王崇礼任副团长，团员包括卫生部陈海峰、黄家驷、林巧稚、朱既明、朱章赓、张炜逊、杨鸣鼎、宁寿宝、孟庆玉等 26 人，其中孟庆玉是来自天津的女赤脚医生。此次大会上，中国成功当选为有权指派代表参加执委会的会员国。9 月中国派出以陈海峰为代表、施正信等为顾问的一行四人代表团第一次出席了西太区委员会会议。同年，陈海峰作为中国指派的委员，首次出席了第 52 届执委会。此后，中国出席了历届世界卫生大会、当选为委员的执委会和西太区委员会会议。通过参加这些理事机构的会议，中国开始了解世卫组织，学习相关国际规则，并通过这个全球卫生的多边平台接触西方世界。

随着中国合法席位的恢复，总干事坎道拟定中国推荐一名助理

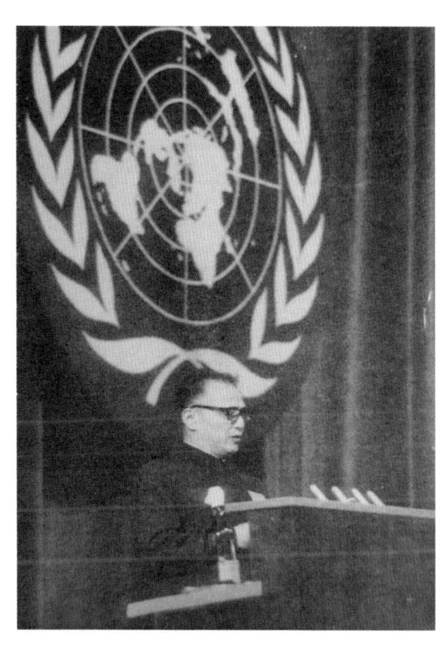

1973年5月，卫生部副部长黄树则率中国代表团首次出席在日内瓦万国宫召开的第26世界卫生大会。图为黄树则副部长在大会一般性辩论中发言。

总干事参加该组织高级管理层。1973年6月，中国推荐的专家张炜逊经坎道正式任命，成为首任中国籍助理总干事。上任前，受总干事邀请，张炜逊访问日内瓦世卫组织总部，提前了解世卫组织的工作。自此开启了新中国公民走出国门，在国际性卫生组织任职，服务于国际卫生之先河。此后，每届总干事在任期内，都任命一名中国籍人员担任助理总干事级的高级职位，参与该组织的高层管理。

表3-1　1973—1978年中国参加历届理事机构会议名单

年份	世卫组织执委会		世界卫生大会		西太区委员会会议	
	届次	执行委员	届次	团长	届次	团长
1973	第52届	陈海峰	第26届	黄树则	第24届	陈海峰
1974	第53、54届	陈海峰	第27届	黄家驷	第25届	陈海峰
1975	第55、56届	陈致明	第28届	陈致明	第26届	陈致明
1976	第57届	陈致明	第29届	吴阶平	第27届	陈海峰
1977			第30届	薛公绰	第28届	薛公绰
1978	62届	薛公绰	第31届	钱信忠	第29届	徐守仁

2. 分享农村卫生经验，开展传统医药交流

由会员国高层卫生领导和专家参加的会议，给中国提供了一个介绍自己，让国际社会认识中国的平台。在这个平台上，中国积极宣传作为一个经济落后的发展中国家在建设卫生体系和改进人民健康方面取得的成就，其中重点传播以“赤脚医生”为特征的农村卫生发展和推动传统医药的经验。

1973 年，在第 26 届世界卫生大会上，中国首席代表黄树则在发言中介绍了中国“预防为主，面向农村，中西医结合和开展群众运动”的卫生工作方针以及新中国成立以来所取得的卫生成就。来自天津的女赤脚医生孟庆玉现身说法，介绍了赤脚医生的由来和现状，尤其强调农村卫生工作与赤脚医生的培训；在 1974 年第 27 届世界卫生

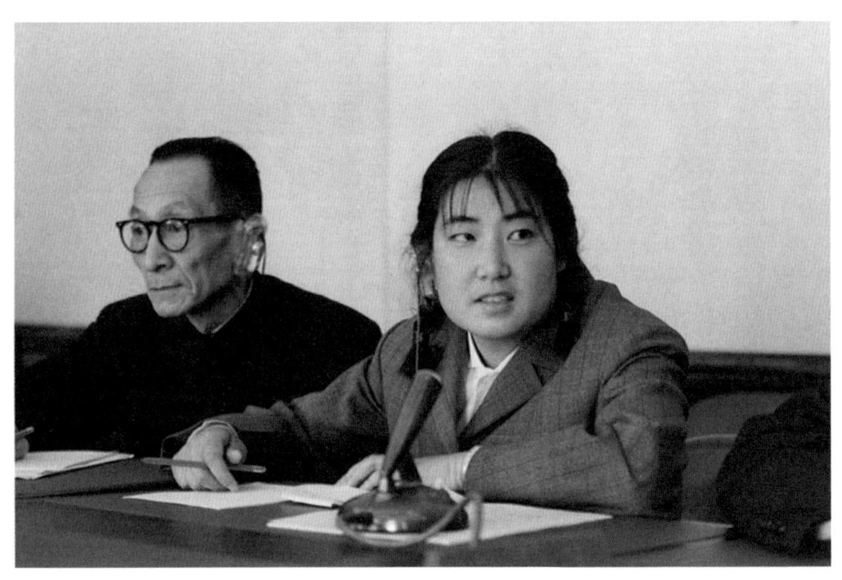

1973 年，来自天津木厂公社的“赤脚医生”孟庆玉（右一）作为中国代表团成员参加了第 26 届世界卫生大会。在技术讨论中，她介绍了在农村开展初级卫生保健的个人经历。

大会上，中国首席代表黄家驷介绍了赤脚医生这种新型卫生队伍和合作医疗制度的发展，以及组织城市医药卫生人员下农村的经验；在1975年第28届世界卫生大会上，中国首席代表陈致明介绍了除害灭病、迅速改变旧中国不卫生状况的群众性爱国卫生运动和“赤脚医生”的参与；在1976年第29届世界卫生大会上，中国首席代表吴阶平强调：“中国的卫生工作认真贯彻执行‘面向工农兵，预防为主，团结中西医，卫生工作与群众运动相结合的方针’，发展迅速。”同年9月，在第27届西太区会议上，中国副代表、赤脚医生覃祥官再次强调：中国的“赤脚医生和合作医疗这两个社会主义的新生事物像春苗一样茁壮成长”。

中国在世界卫生大会和地区委员会关于初级卫生保健的经验引起世卫组织的极大关注。在1973年第26届世界卫生大会上，世卫组织决定对中国在内的九个发展中国家进行卫生服务提供模式和方法的调查，以摸索“适合发展中国家健康需求”的模式。1975年，世卫组织和联合国儿童基金会发表了题为《满足发展中国家基本卫生需求的替代方法》的调查报告，对中国的经验予以肯定，并表示中国一些基本的卫生原则也适用于其他社会。例如，坚持自力更生、半医半农的赤脚医生模式，注重现代医学与传统医学相结合，以及预防为主的方针策略。报告进一步强调，“如果中国可以在一代人的时间里，从食不果腹、瘟疫肆虐、一穷二白的半封建社会变成一个充满活力、健康、富有生产力、群众参与的社会，那么其他国家也可以做到。”同年5月，世界卫生大会发布了由世卫组织卫生服务加强司司长内韦尔（Kenneth W. Newell）主笔的重要报告——《人民实现健康》，其中收录了中国开展农村和基层卫生服务的经验。

1973—1978年，中国前后接待来自世卫组织的逾十批基层卫生考察团（近 150 人）来华考察。考察内容包括三级医疗卫生保健网和医疗卫生保健服务体系，旨在了解中国政府对医疗卫生保健的政策以及听取各省政府对中国与世卫组织开展技术合作的意见。中国和其他发展中国家开展初级卫生保健的经验为世卫组织后来倡导的国际初级卫生保健运动提供了重要启示。

20 世纪 70 年代起，人们开始崇尚传统医学。在中国，团结中西医的卫生方针和青蒿素的问世，促进了对中医药宝库的再挖掘。70 年代初的“针刺麻醉热”更是激发了各国针灸爱好者学习针灸的热情。在世卫组织这个重要平台上，中国积极宣传传统中医药文化，与世界分享传统医学传承发展经验。在 1975 年西太区会议的技术报告中，中国代表介绍了中国不同地区利用中药、针灸等传统手段治疗与控制结核病的成功经验。在 1976 年第 29 届世界卫生大会上，中国首席代表吴阶平介绍了“中国医药卫生工作人员实行中西医结合，走中国自己的医药学发展道路”的经验。

同时，中国不遗余力地推进传统中医学与其他国家的交流，以针灸技术为代表的传统中医学在这段时期得到了广泛的关注。1974 年 8 月 2 日，应各友好国家的迫切要求，卫生部、外交部和对外经济联络部联合向国务院请示举办“外国医师针灸学习班”。次年，受世卫组织的委托，上海中医学院、南京江苏新医学院和北京中国中医研究院先后开办了外国医师针灸班，接受由世卫组织派遣、通过双边关系（根据国家之间的文化技术交流协定）及自费的各国医师前来学习针灸。1975 年 4 月 23 日，阿富汗、缅甸、伊朗、老挝、尼泊尔、巴基斯坦、菲律宾、斯里兰卡等亚洲国家的医生参加了在北京中医研究院举行的外国医生针灸学习班。1975—1976 年，来自 9 个国家的 19 位医师在北京参加了中国中医研究院的三期培训。1977 年，中国为联合

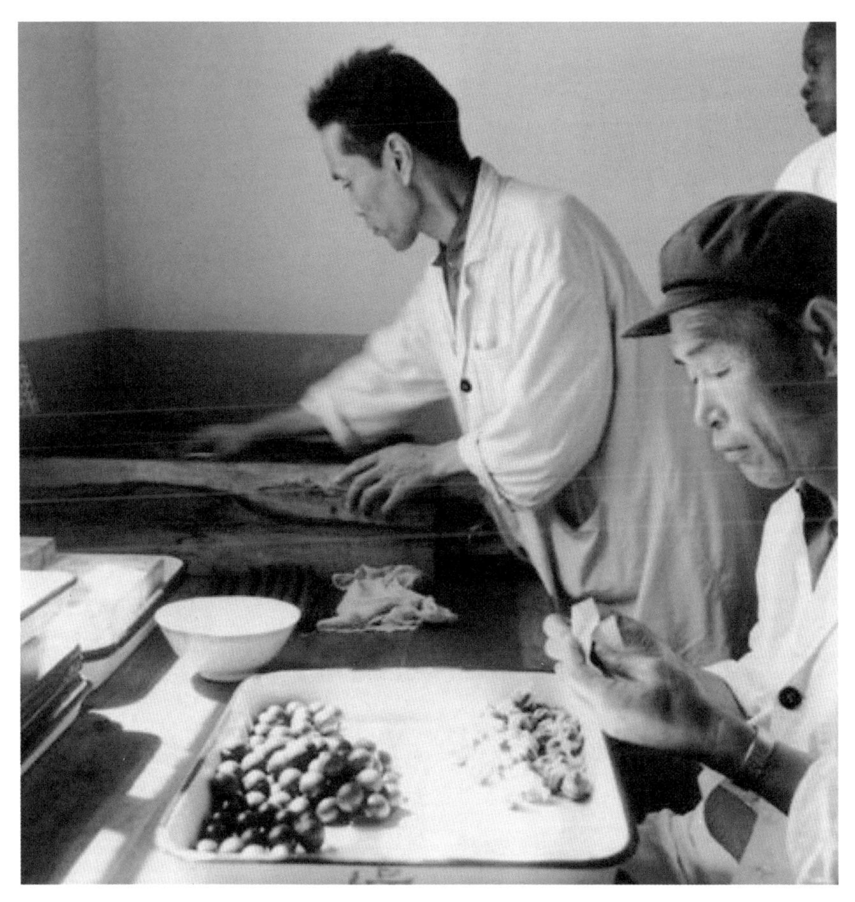

世卫组织支持会员国发挥传统医学对人民健康的重要作用，认为中药药典长期以来被证明是丰富的知识宝库。此图为世卫组织拍摄，显示中医用最简单的设备就能够将传统草药制成药丸。

国开发计划署和世卫组织举办的外国医师针灸学习班在南京江苏新医学院开班，来自阿富汗、孟加拉、缅甸、斐济、印度、尼泊尔、巴基斯坦、斯里兰卡等国家的医务工作者参加了这一期学习班。

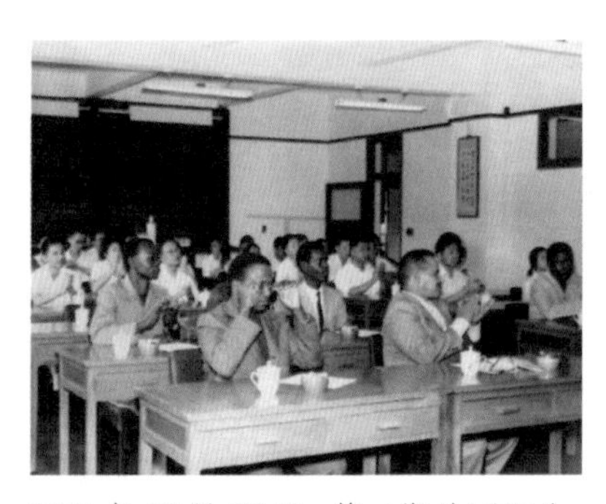

1975 年 12 月 22 日，第二期外国医生针灸学习班在上海。

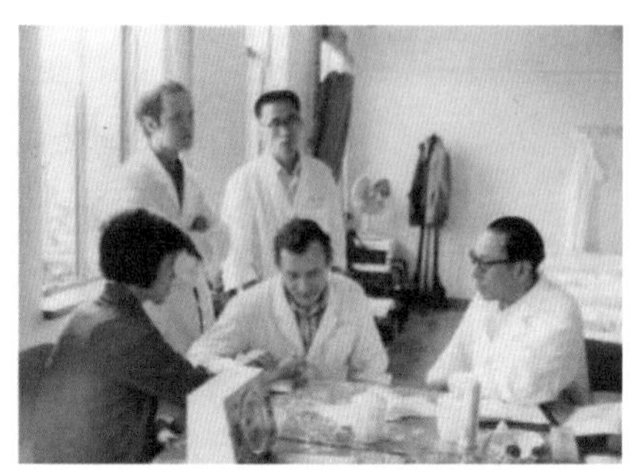

上海中医学院（上海中医药大学前身）国际针灸培训班临床学习。

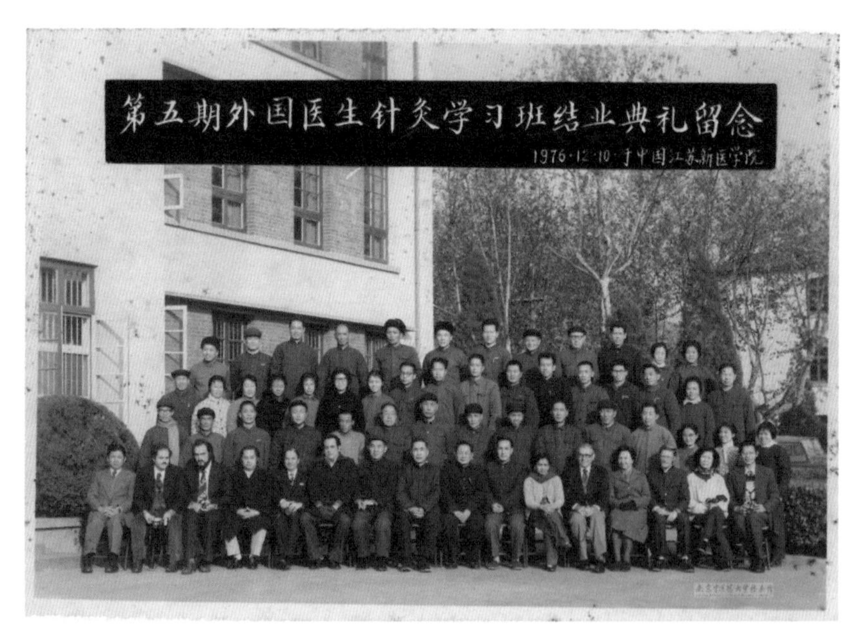

从 1975 年开始，上海中医学院、南京江苏新医学院和北京中国中医研究院开办了外国医师针灸班，接受由世卫组织、联合国开发计划署等国际组织派遣和通过双边文化技术交流协定来华的各国医师学习针灸。第五期外国医生针灸学习班于 1976 年在南京江苏新医学院举办，为期 3 个月。图为结业典礼合影。

3. 支持民族卫生事业，推动发展中国家技术合作

20 世纪 70 年代，是亚非拉地区的民族解放运动取得伟大胜利，致力于在政治、经济和社会方面巩固独立，并进一步向纵深发展的时期。中国在世卫组织这个平台发声，支持发展中国家独立自主、自力更生地发展民族卫生事业。同时呼吁世卫组织加大对发展中国家的政治、道义和经济支持。

1973 年 5 月中华人民共和国在世界卫生大会上首次亮相，首席代表黄树则就在大会辩论中发言强调“只有实现政治和经济独立才能发展民族卫生事业”的观点。同年 8 月 28 日至 9 月 4 日，在第 24 届西太区会议上，中国代表指出，以西哈努克为首的柬埔寨民族团结政府是代表柬埔寨人民的唯一合法政府，反对朗诺集团窃据柬埔寨合法席位参加地区委员会；还指出，南越共和国临时革命政府是南越人民的真正代表。反对在《越南巴黎协定》事实上承认南越存在两个行政当局的情况下，西贡当局的代表单方面出席本届会议。在以后的西太区委员会、世界卫生大会和执委会会议上中国继续坚持这一立场。

此外，中国代表团在第 27 届世界卫生大会和第 29 届世界卫生大会多次表明，世卫组织“应当支持第三世界反帝、反殖、反霸的正义要求和主张，并按照发展中国家的意见，更好地为第三世界服务。”中国代表团在多个场合敦促世卫组织对当时非洲南部的民族解放运动应“尽最大的努力给予道义上和物质上的支持”，并积极提供援助，对朝鲜、几内亚（比绍）、纳米比亚等国加入世卫组织的申请给予支持。

中国支持发展中国家发展民族卫生事业，呼吁世卫组织切实帮助发展中国家实现独立自主、自力更生的立场得到发展中国家的呼应。1978 年 5 月第 31 届世界卫生大会上，许多发展中国家代表纷纷

表达了发展民族卫生事业、提高健康水平的强烈愿望。

这一时期正值中国开展“文化大革命”，除参与世卫组织理事机构的常规例会和主动安排的参观考察外，中国与世卫组织的卫生交流非常少，对世卫组织作为专业机构提供卫生技术的作用认识不足。在 1973 至 1978 的整整 5 年间，中国只作贡献，不接受援助。中国通过世卫组织仅派出专业人员 64 人次参加该组织举办的 31 起专业会议和两个考察组。除世卫组织主动提供的一些菌种、毒种、药品和生物制品标准品、纯种动物、动物模型和癌细胞株以及世卫组织技术出版物外，中国拒绝接受世卫组织提供的任何资助及医疗技术援助，尽管世卫组织多次表示愿意帮助中国与世卫组织所属的或关系密切的 600 多个相关医学机构建立业务联系。5 年间，中国缴纳世卫组织评定会费比额高达 5.4%，居所有会员国第 6 位，而世卫组织提供对华开展技术合作的预算为零。

尽管这一时期由于历史的原因双方的互动和技术合作有限，但是经历了这段必要的彼此试探与磨合，1978 年改革开放后，中国与世卫组织的关系有了飞速发展，很快进入实质性合作的新阶段。

第四章

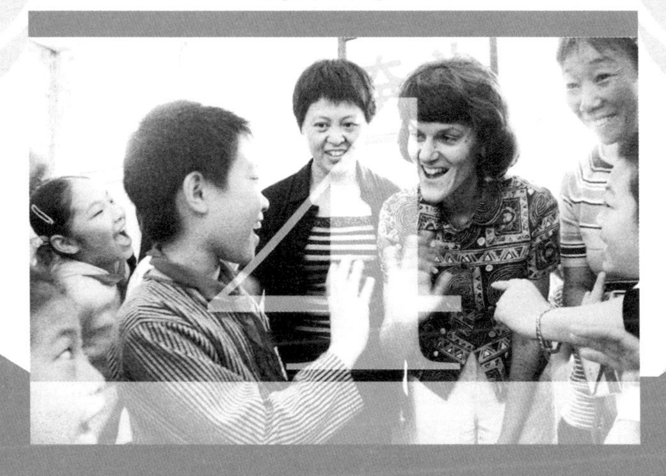

中国与世卫组织：实现医学现代化的全方位合作

随着中国步入改革开放时期，中国政府开始推行积极主动的多边外交政策，与世卫组织围绕着实现中国医药卫生现代化所开展的合作也在不断拓宽和加深。1978 年 10 月，世卫组织总干事马勒访华，与中国卫生部签署了《中华人民共和国卫生部与世界卫生组织关于卫生技术合作的备忘录》，这是双方友好合作历史上一座新的里程碑。1981 年 6 月，世卫组织于北京设立驻华规划协调员办事处（现称驻华代表处）。卫生部外事局负责双方合作的归口管理，并在工作层面和驻华代表处建立了例会制度。此外，卫生部领导与世卫组织西太区主任建立了联席会议制度，以定期审议合作项目的实施情况。中国与世卫组织于 1982 年 10 月和 1983 年 8 月分别签署了《基本协定》和新的合作备忘录——《中华人民共和国卫生部与世界卫生组织关于卫生和医学活动合作的备忘录》，双方的合作进入全面稳定发展的新阶段，也成为中国医疗卫生领域最重要的多边合作。在引进现代医学

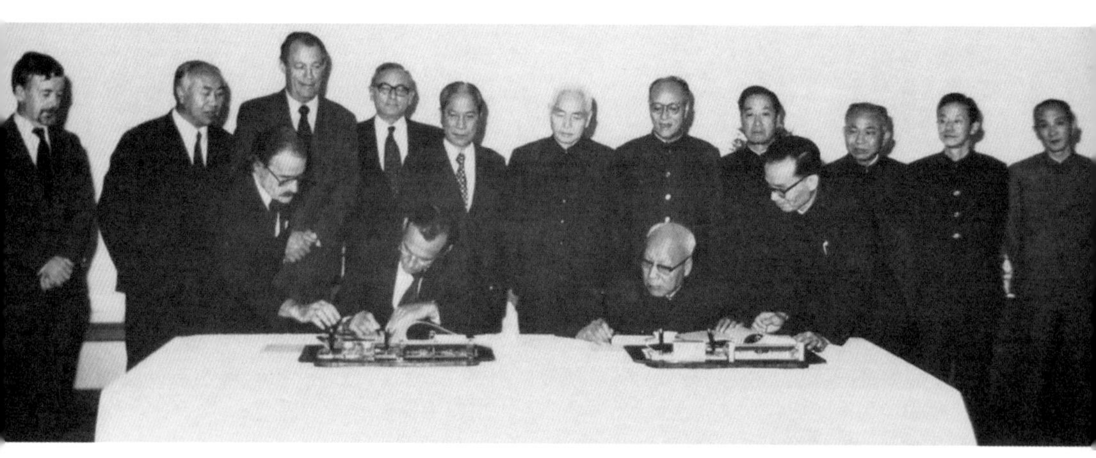

1978 年 10 月 5 日，中国卫生部部长江一真与世卫组织总干事马勒于北京签订《中华人民共和国卫生部与世界卫生组织关于卫生技术合作的备忘录》。

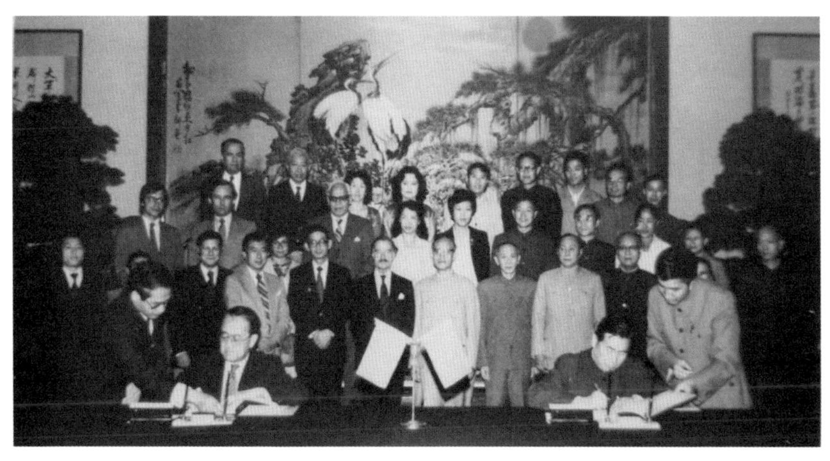

1982年中国卫生部部长崔月犁与世卫组织西太区主任中岛宏签订《基本协定》。

技术，更新技术装备，交流专业知识、信息和管理理念，培养急需的各类卫生专业和管理人才等多方面，中国与世卫组织开展了全方位的合作。中国通过世卫组织的平台，促进了与世界各国医疗卫生科技领域的交流与合作，对于加快国家医学科学现代化、提高卫生事业的管理能力、增进人民健康水平起到了积极的推动作用。进入21世纪，随着综合国力的不断增强，中国日益走近世界舞台中央，中国参与世卫组织平台的全球卫生治理也越来越活跃。

一

中国与世卫组织技术合作的主要方式

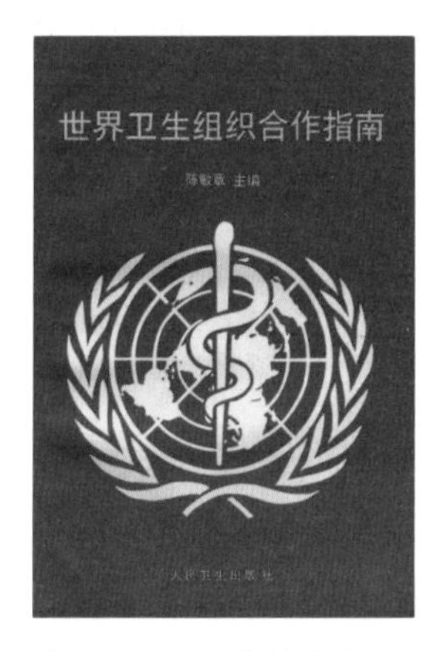

中国卫生部陈敏章部长主编的《世界卫生组织合作指南》封面。

在改革开放初期及之后的现代化进程中，中国与世卫组织技术合作的重点是能力建设和机构加强。主要合作方式包括奖学金计划 / 出国进修和短期考察、购置仪器设备、在华举办各类培训班、聘请国外专家来华讲学及提供咨询等。进入 21 世纪后，随着中国社会经济的快速发展和自身能力的不断提高，这些合作形式逐年减少，技术合作开始逐步从能力建设和机构加强转向高层次的政策研究及建议和倡导，世卫组织对华合作的资金支付方式也相应转为直接资金合作（DFC）为主。

1. 奖学金计划 / 出国进修和短期考察

中国通过世卫组织的专项“奖学金计划”和其他合作项目派出卫生技术和管理人员出国深造或参加国际会议，这是能力建设的主要方式。纳入奖学金计划派出的人员需要经过卫生部组织的全国统考，其他合作项目下派出的人员按项目的设计安排。1982—1994 年，奖学金计划和合作项目安排的出国进修经费占到该组织对华合作总经费的四成左右。每双年度通过世卫组织派出进修生最高达到 200 多人，平均为 150 人左右。1978—1991 年，通过世卫组织安排，短期出国学习、技术和管理考察、参加国际会议 2500 余人次。主要派往国家包括美国、加拿大、澳大利亚、英国等欧美发达国家。根据卫生部 1996 年对部分获得奖学金计划支持出国深造人员的调查，他们回国后在医疗、教学、科研工作中取得了显著的成绩，包括引进并应用推广新技术和新方法，开设新课程和新学科，建立新的实施技术，并组织实施了一批国际合作科研项目以及国内各级科研课题，其中不少人成为学科带头人或单位的技术骨干。

2. 仪器设备购置

中国和世卫组织的技术合作项目给一些医学教育、医疗和公共卫生机构配置了相关技术设备。比如，为贫困地区的卫生学校提供紫外分光光度计、多人共览显微镜、双目显微镜、电子天平等检验专业的仪器，为妇幼保健机构配备早产婴儿培养箱，为从事人群卫生服务的机构（如开展扩大计划免疫的防疫机构）提供急需的交通运输工具。此外，世卫组织还提供了大量生物制品和化学试剂等。

3. 在华办举办培训班

举办全国性和国际性的学习班和专题研讨会逐渐成为最主要的合作方式之一。1978—1994 年间，世卫组织在华举办或协办 400 余场国际会议、研讨会、讲习班及培训班，不仅对中国卫生人员进行能力建设、向中国学员提供学习国外先进技术的机会，还借助培训班的平台对外传播中国在卫生领域建设方面的经验。1982 年 6 月，世卫组织、联合国儿童基金会和世界银行在山东省和掖县人民政府支持下，在山东掖县举办了国际初级卫生保健研讨会，来自世卫组织六个地区的 15 个发展中国家的卫生部长和计划部长等高级政府官员参加，会议全面总结并向世界介绍了中国开展初级卫生保健的经验，是中国与世卫组织早期在华举办的较有国际影响的培训活动。

4. 聘请国外专家来华技术指导

通过与世卫组织的合作项目，中国聘请了大批外国专家来华提供技术指导。根据 1978—1992 年统计，世卫组织聘请了 1000 余位外国专家来华，进行讲学、举办培训班、开展现场考察、参加有关规划的评估和提供技术咨询等。

5. 高层次政策研究及建议和倡导

随着中国卫生领域技术能力的提升和资源的充实，特别是 2000 年以后，世卫组织与中国合作的方式也开始转型。支持能力建设和机构加强的常见合作形式（奖学金和出国进修考察、仪器设备、培训班、国外专家来华等）大幅减少或基本停止，高层次的政策研究及建议和倡导逐渐成为技术合作的主要合作方式。世卫组织利用其拥有全球平台的独特优势，可以广泛召集合作伙伴，掌握权威可信的卫生信息和各国卫生发展的广泛的国际经验，具有多个层面的技术和政策专长。世卫组织通过与中国共同组织公共卫生政策讨论，交流全球最佳做法，支持政府加强循证决策的能力，为关键的政策制定提供咨询，并对政策实施的评价提供技术支持。

二

中国与世卫组织技术合作的重点领域

自 1978 年以来，中国与世卫组织的技术合作覆盖传染性疾病、突发公共卫生事件、慢性非传染性疾病、妇幼保健、传统医学、食品安全、环境卫生、健康城市、基本药物和药品监管、卫生体制与卫生服务等。世卫组织为加强在国家一级的作用，从 2002 年开始制定国别合作战略。自 2004 年以来，中国与世卫组织共同制定了四份“国家合作战略”。这些合作战略，分析了不同合作时期的国家卫生发展成就、问题和挑战，回顾了以往双方的合作经历，确定了今后 3—5 年合作的战略议程，包括合作战略目标、重点领域和合作方式，明确了战略实施中世卫组织的角色与作用。概括起来，世卫组织支持中国卫生发展的合作涉及传染病、非传染性疾病、生命全程促进健康、卫生系统、突发卫生事件规划等五大领域。

1. 控制传染病

中国与世卫组织在控制传染病领域的技术合作覆盖的面很广，包括艾滋病、肝炎、结核病、疟疾、被忽视的热带病和疫苗可预防疾病以及抗微生物药物耐药性等。

在世卫组织的支持和帮助下，中国的传染病防控取得长足进展。

中国先后实施了三项艾滋病防治五年行动计划，全国疫情控制在低流行水平；中国的结核病防治实现了世卫组织控制策略的全覆盖，使得结核病患病率减少 65%；中国正在按计划消除疟疾、血吸虫等被忽视的热带病。其中，疫苗可预防疾病的防控、遏制结核以及寄生虫和虫媒疾病的防控是较为突出的合作领域。

在疫苗可预防疾病的防控方面，1978 年，中国参与了世卫组织发起的扩大免疫规划（EPI）活动。世卫组织作为全球扩大计划免疫项目主要的领导者和协调者，对中国的计划免疫工作提供了有力的技术指导和动员了大量的资金支持，推动疫苗的引用，加大对贫困地区常规疫苗的公共筹资和扩大覆盖面的支持，加强疫苗管理调控能力、促进全球优先需要的中国产疫苗的预审，以及支持免疫后不良反应的监测，以提高疫苗安全性。通过加强计划免疫的组织工作、冷链建设、目标管理和规划实施，计划免疫不断扩大，疫苗从最初的 4 种扩大到 2007 年的 14 种，接种率不断提高。1995 年，阻断了本土脊灰野病毒的传播，使成千上万的儿童避免肢体残疾。中国积极响应世卫组织《消灭脊灰尾声战略计划（2013—2018）》，进一步强化计划免疫活动以维持中国的无脊灰状态；婴儿出生后第一针的乙型肝炎（简称“乙肝”）疫苗在中国的覆盖率高达 90%，5 岁以下儿童乙肝病毒携带率从 1992 年的 9.7% 降至 2014 年的 0.3%，避免了近 3000 万儿童感染；白喉、麻疹、流脑、乙脑等疾病的感染率也大幅度下降。1996 年，中国实现了以乡为单位 4 苗接种率达到 85% 的目标，世卫组织向卫生部主管全国计划免疫工作的疾病控制司颁发了年度卫生领域特别成就奖，表彰中国计划免疫工作的成就。

中国是结核病高负担国家，在全球 22 个高负担国家中曾经排列第二。为了尽快遏制全球结核病疫情，世界银行和世卫组织于 2000

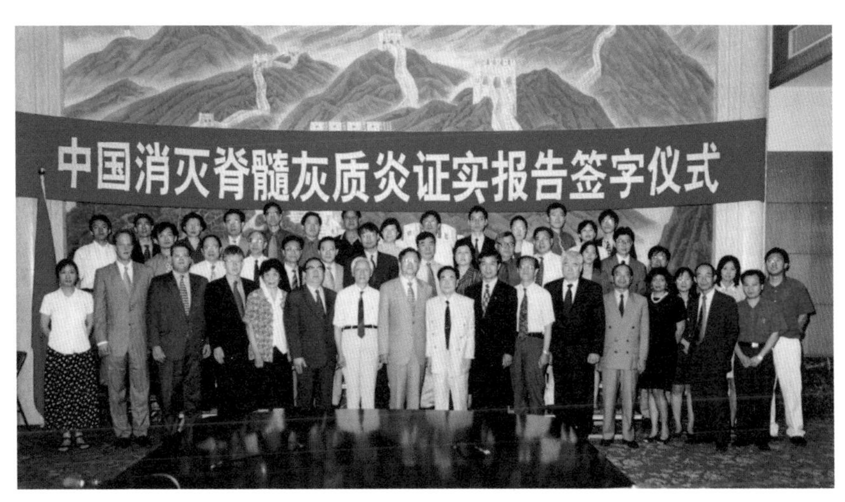

2000年，世卫组织宣布中国实现“无脊灰状态”。图为2000年7月11日中国卫生部部长张文康（前排左八）与世卫组织等国际机构和有关国家驻华使馆代表参加中国消灭脊髓灰质炎证实报告签字仪式并和国家证实委员会委员及相关专家合影。

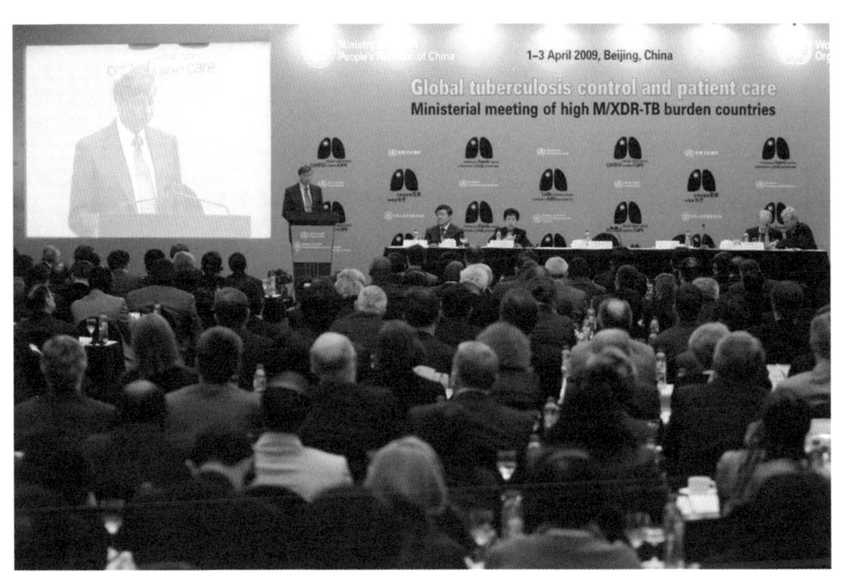

2009年4月1日，耐多药/广泛耐药结核高负担国家部长级会议在北京举行。据世卫组织2009年报告，已有50多个国家报告出现广泛耐药结核病，每年出现的耐多药结核病新病例估计达50万，并且死亡率较高。

年召开了高负担国家“结核病控制与可持续发展部长级会议”，重新制订了结核病控制规划，推行现代结核病控制 DOTS 策略。中国根据全球结核病控制目标，确定了全国结核病防治工作目标。依靠政府的高度重视、坚强的组织保证和世卫组织指导下的正确技术策略，中国实现了全球结核控制的目标，即在 2005 年底，DOTS 策略覆盖率达到 100%，病人发现率达到 70%，病人治愈率达到 85% 以上。中国卫生部由于对结核病控制、特别是在推广 DOTS 方面贡献突出，2007 年荣获世卫组织遏制结核病合作伙伴组织 2007 年高川奖（Stop TB Partnership Kochon Prize）。2015 年，在全球 22 个高负担国家的排位中，中国已经降为第三。

血吸虫病曾经是危害中国人民健康最为严重的寄生虫病之一，其防治工作自 20 世纪 50 年代起即受到了政府部门的高度重视。

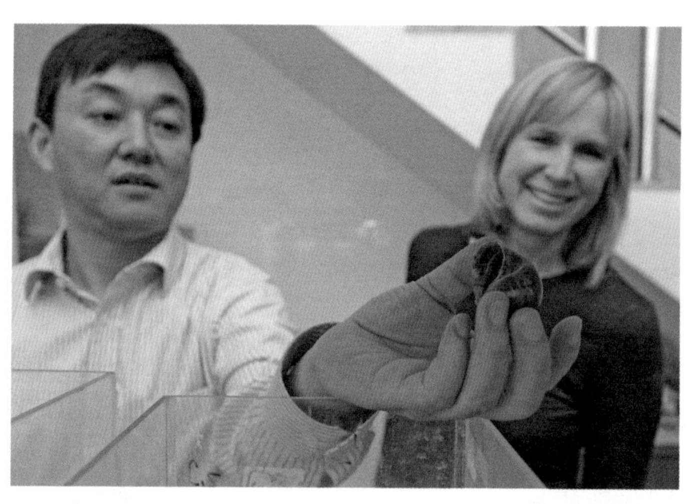

2010 年 5 月 16 日，世卫组织热带疾病研究和培训特别规划的传播经理杰米・古斯（Jamie Guth）及其团队来华考察参观中国热带病防治与研究工作。时任中国疾控中心寄生虫病预防控制所副所长周晓农教授向杰米・古斯展示蜗牛。

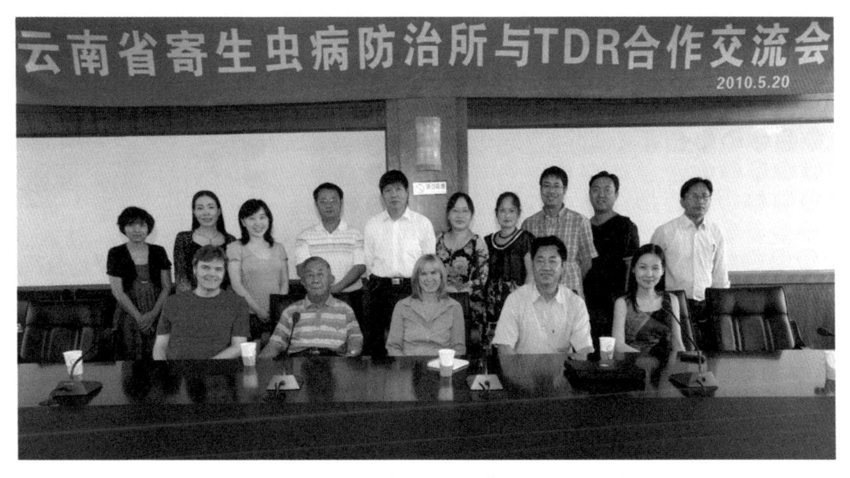

云南省寄生虫病研究所的专家和技术人员在云南省思茅市会见杰米·古斯及其一行。

1978年后，控制并消灭血吸虫成为双方重要的合作领域。1980年，中国疾病预防控制中心（简称“中国疾控中心”）寄生虫病预防控制所被任命为“世界卫生组织疟疾、血吸虫病和丝虫病合作中心”，成为中国首批世卫组织合作中心之一。1984年，在血吸虫病防治研究方面作出卓越贡献的中国教授毛守白被第37届世界卫生大会授予“里昂·伯尔纳”基金奖，这是首次获此殊荣的中国学者。此后的几十年中，在包括世卫组织在内的国际组织的支持下，中国加强了血吸虫病防治的力度，不断摸索调整防治策略，实现了如今血吸虫病疾病负担的显著下降。中国响应世卫组织WHA65.21号关于“消除血吸虫病”的决议，采取以传染源控制为主的综合性防治新策略，向消除血吸虫病的目标进发。在世卫组织的鼓励和合作下，中国正在非洲开展这一血吸虫病防治新策略的试点（见第五章）。

疟疾与艾滋病、结核病一起被世卫组织列为全球3大公共卫生问题，也曾经是严重危害中国人民健康的寄生虫病之一。在各级政府的重视和领导下，中国在 2017 年首次实现了全年无本地疟疾感染病例报告。2020 年，中国政府已经向世卫组织递交了“无疟疾国家”认证的申请和国家消除疟疾报告，可望在 2021 年通过“无疟疾国家”的认证。中国的疟疾在从控制走向消除的进程中，得到世卫组织的积极支持。2001 年，在世卫组织的参与指导下，中国成功地申请了全球基金疟疾项目，累计获得 1 亿多美元的援助，中国的疟疾流行省从 24 个下降至 5 个。与此同时，中国消除疟疾的工作模式——“线索追踪、清点拔源”的工作策略和“1–3–7”工作规范（即疟疾病例诊断后 1 日内报告、3 日内完成病例复核和流行病学个案调查、7 日内完成疫点调查和处置）已被正式写入世卫组织的技术文件。中国和世卫组织合作正在非洲国家开展这一模式的试点（见第五章）。以中国发现的青蒿素类药物为基础的联合疗法，成为世卫组织推荐的疟疾治疗方法，挽救了全球数百万人的生命。为此作出突出贡献的中国药学家屠呦呦荣获 2015 年诺贝尔生理学或医学奖。

2. 控制非传染性疾病

在非传染性疾病领域，技术合作针对了心血管疾病、癌症、慢性呼吸系统疾病和糖尿病及其风险因素防控，以及减少精神障碍、残疾、暴力、伤害、物质滥用、食品污染和口腔疾患等健康问题。降低这些疾病的高负担和相关死亡率是战略行动的优先目标。合作重点是非传染性疾病综合防控体系建设，以社区为基础开展综合性的干预活动，推动政府各部门与私有机构间的协调和交流以创建一个支持性的健康环境。

综合的非传染性疾病防控不仅关注非传染性疾病的预防与控制，还需要关注非传染性疾病的长期管理和照护。世卫组织对中国现有的非传染病防控系统进行调研、评估并提出体系建设的相关建议，旨在通过生命全程和多部门的方法干预非传染性疾病的危险因素。世卫组织通过对国家非传染性疾病防控能力调查，提出了能力评定的指标体系，并通过双年度合作项目在苏州市推进中国的基层慢性病防控体系评估指标研究，通过借鉴其他国家的先进经验，创造中国的非传染性疾病防控模式。

由于人口和地理等种种因素，中国许多地区还处于卫生资源薄弱的状态。为了有效控制非传染性疾病在中国等发展中国家的流行，世卫组织制定了“一揽子基本非传染性疾病干预包”（WHO Package of Essential NCD interventions， WHO PEN）。这是一套以社区为基础、以患者为中心的主动、长期、可持续的初级卫生保健方案，在医疗机构建设、人力资源配置、基本药物配备、仪器设备及常规检测手段和管理体系建设五个方面提供了循证建议。这个干预包优先考虑具有成本效益的干预措施，即使在资源贫乏的环境中，也可提供可接受的服务质量。因此 WHO PEN 也适用于中国。中国相关卫生行政部门与世卫组织合作，通过初级卫生保健策略的贯彻落实，推动 WHO PEN 的本地化，加强非传染性疾病的检测、预防与管理，用相对“廉价高效”的干预手段达到非传染性疾病卫生保健服务的广泛可及。

在非传染性疾病防控工作中，加强不同部委、机构以及发展伙伴之间的合作与协调是较大的挑战。2015 年，中国疾控中心慢病中心与世卫组织执行了专门合作项目，负责执行慢病防治多部门合作机制研究，通过梳理防控示范区的工作现状，发现并解决工作中存在的问题与不足，进一步完善了慢病防控的多部门机制。

在非传染性疾病的危险因素防控方面，中国在获取世卫组织技术指导的同时，也对丰富全球卫生知识库作出了贡献。1995 年，世界

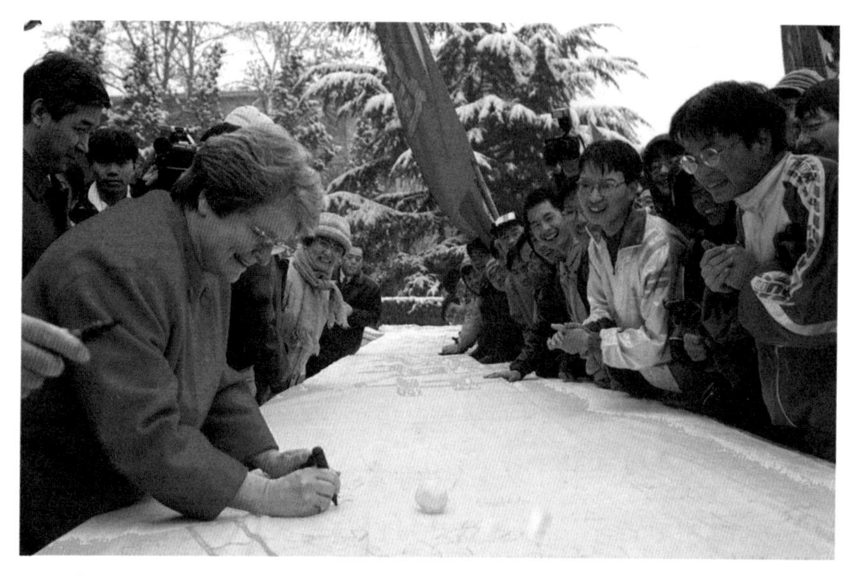

1998 年 11 月 22 日，世卫组织总干事布伦特兰出席清华大学举办的“创无烟环境、建绿色校园”活动启动仪式，并发表讲话。图为布伦特兰在万名学生签名的“拒绝烟草、做健康青年”条幅上签名。

卫生大会首次提出了制定《烟草控制框架公约》的设想，并在次年 5 月正式决定开始制定这一公约。在中国，医学科学院和预防医学科学院的专家领导了两项全国性烟草流行病学调查，其研究结果引起很大反响。世卫组织流行病学和疾病负担处处长 Alan Lopez 博士在评价这两项研究成果时说：“这两项新的研究首次提供了一个发展中国家吸烟危害的全国性证据。……如果现在的吸烟方式持续下去，则在 2030 年时，此数字（吸烟造成的死亡）将上升到每年 1000 万人，而其中 70% 将发生在发展中国家。”1997 年，北京举行第十届世界烟草健康大会，大会上确认了烟草流行对中国人民健康的影响，并在响应第九届烟草健康会议提议的基础上，进一步建议世卫组织主持制定国际公约以促进全球烟草控制，遏制烟草在发展中国家蔓延流行。

世卫组织总干事布伦特兰博士1998年11月访华时，于22日出席了清华大学举办的“创无烟环境、建绿色校园”活动启动仪式，发表讲话并在万名学生签名的“拒绝烟草、做健康青年”条幅上签名。次日，她在北京医科大学发表演讲时指出，“我们面临的基本挑战之一，是将烟草控制举措置于国际和国家政治经济议程的首位。世卫组织已决定行动。我们发起了一个新项目，叫作无烟草倡议。”2000年，世卫组织正式启动《烟草控制框架公约》谈判，中国从一开始就派出由十多个部委组成的政府代表团参与公约的谈判，后续采取了广泛禁止烟草广告、不再新建烟厂等措施以积极响应这一公约在中国的落实。

《烟草控制框架公约》生效后，世卫组织每两年发布一份《全

南京1912街区5.31世界无烟日
吸烟有害健康

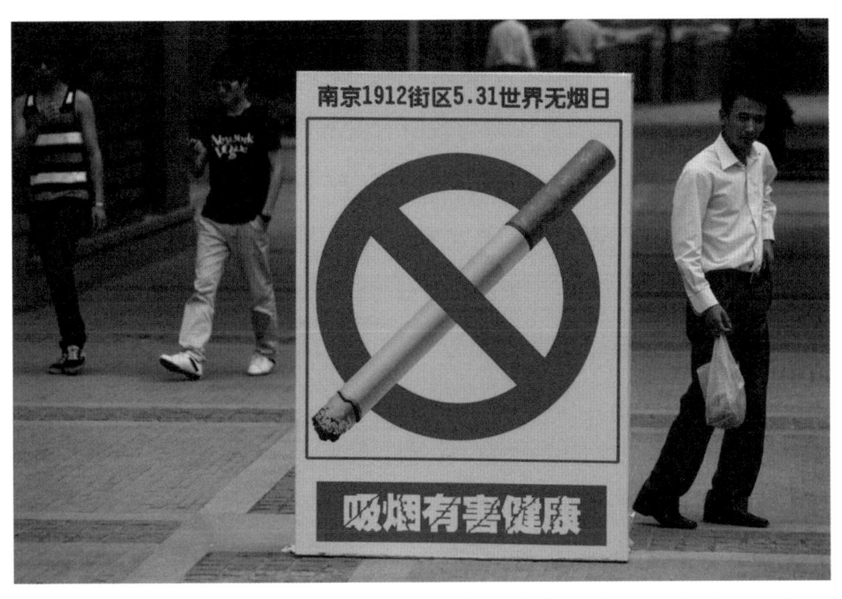

2015年10月19日，世卫组织、国际烟草控制政策评估项目（ITC项目）和中国疾控中心在北京联合发布《中国无烟政策——效果评估及政策建议》。该报告指出，严格而全面的全国禁烟法规将保护中国13.4亿人口不受二手烟的危害。

球烟草流行报告》以追踪烟草流行情况，监督各国控烟措施的落实。世卫组织把协助中国政府执行控烟框架公约作为一项合作的重点，并为此与中国政府联合制定了活动预算及资源动员战略，提供足够的经费支持。世卫组织还以多种方式推动中国企业参加控烟活动，倡导工作场所禁烟，保护员工健康，帮助中国创建无烟环境。

3. 促进生命全程健康

在促进生命全程健康方面，技术合作重点包括重要生命阶段的关键健康问题，主要集中于妊娠和分娩、超越生殖问题的妇女健康等妇幼卫生问题，以及早期儿童发育、儿童保健和健康老龄化等问题。

妇幼卫生始终是中国与世卫组织合作的优先领域。世卫组织与中国的国家合作战略指出，应通过评估健康需求，制定国家计划，将妇幼卫生工作与卫生系统发展相联系，建立持续对话和共享责任的机制。为此，世卫组织要加强与政府有关部门和机构的合作与协调。1980 年卫生部制定颁布了《妇幼卫生工作条例》，中国妇幼卫生事业自此进入了系统性建设和迅速发展的阶段，并稳步向实现千年发展目标迈进。中国政府建立了以妇幼保健专业机构为核心，以城乡基层医疗卫生机构为基础，以大中型综合医疗机构和相关科研教学机构为技术支持的妇幼卫生体系，形成了比较健全的县、乡、村三级妇幼保健网，并以社区卫生服务机构、乡镇卫生院和村卫生室作为妇幼保健三级网的“网底”，承担基本妇女保健、儿童保健、计划生育等生殖健康相关服务以及妇幼卫生基础信息收集等职责。中国与联合国儿童基金会、联合国人口基金会、世卫组织、世界银行等国际组织合作，组织开展了一系列国际合作项目，包括“爱婴医院和爱婴行动”项目、“加强中国基层妇幼卫生 / 计划生育服务”项目、“儿童急性呼吸道感染防治”项目、“加强中国农村贫困地区基本卫生服务”项目、“艾滋病/性病控制和妇幼卫生保健”项目、“母亲安全”项目等，均取得卓越成效。自2008年起，卫生部开始实施农村孕产妇住院分娩补助项目，对中西部地区住院分娩的农村孕产妇予以补助，2009年该项目范围扩展到全国农村地区。项目的实施显著提高了住院分娩率，有效保障了母婴安全，一定程度上缩小了城乡差异。2014年，世卫组织在常规双年度合作项目的基础上还开展了“西部卫生行动”，将妇幼卫生作为重点合作领域之一，显示世卫组织对于中国妇幼健康的地区不平等给予了持续关注。

儿童保健是中国卫生事业发展的核心工作之一，一直作为妇幼

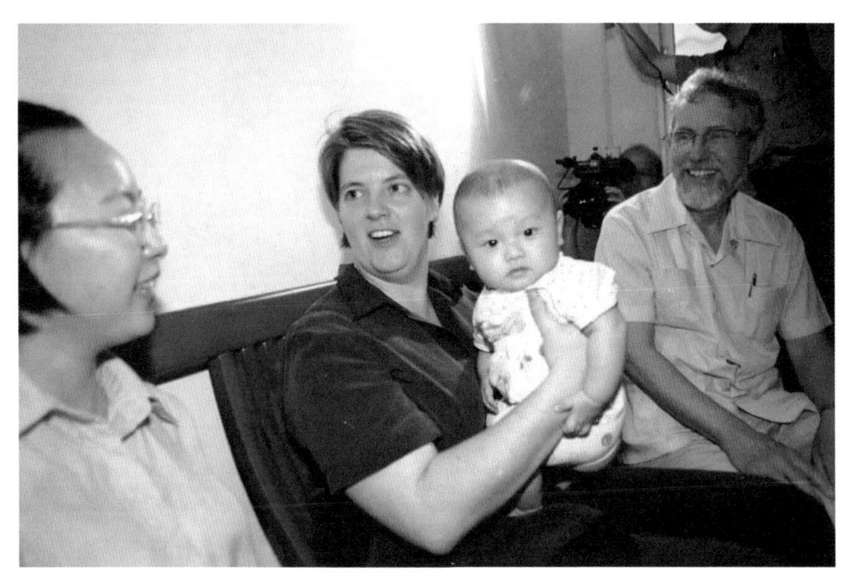

2000年6月6日，世卫组织专家到广州考察“创建爱婴市”行动。图为世卫组织专家在广州市越秀区广卫街道走访市民尹萍一家，同她交流妇婴保健及母乳喂养的有关经验。

卫生的一部分来抓。1990年，中国在联合国儿童基金会、世卫组织等联合国机构所主办的世界儿童首脑会议上，签署了《儿童生存、保护和发展世界宣言》以及《执行90年代儿童生存、保护和发展世界宣言行动计划》。会后，中国政府相继出台了系列法律、规划纲要及政策文件，确定了中国儿童保健与发展工作的方向、目标和重点任务，并提出了“普及儿童免疫接种”的目标，通过计划免疫干预儿童主要传染病（脊灰、麻疹、破伤风、百日咳和白喉、乙肝）的死亡率及发病率。与1991年相比，2013年婴儿死亡率、五岁以下儿童死亡率及新生儿死亡率三项反映儿童死亡率的指标实现了80%的平均降幅。

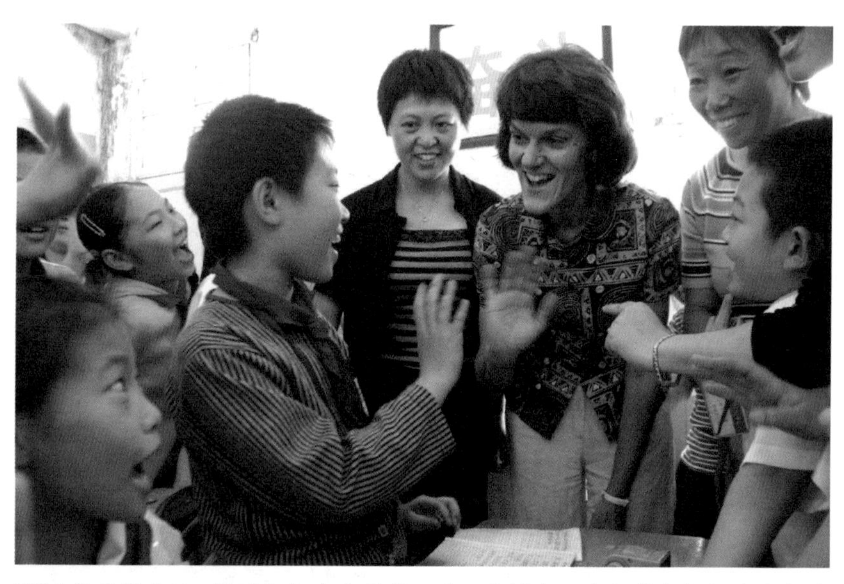

2004年6月4日，世卫组织专家及浙江省、温州市卫生与教育部门的专家对市区瓦市小学进行了全面深入地考察，评估其“中国/WHO以营养教育为重点的健康促进学校项目”银牌示范学校的申报。图为世卫组织专家卡门·阿拉丁格女士在与小朋友们进行有关营养教育知识的提问。

中国是世界上老龄化速度较快的国家之一，健康老龄化也是与世卫组织重要的合作议题。世卫组织于2016年发布《中国老龄化与健康 国家评估报告》，明确将在政策制定、实施方案和技术支持等方面为中国的健康老龄化提供帮助。“中国医养结合现状及推进策略研究”作为中国—世卫组织2016—2017双年度合作项目中的最佳实践，其内容和成果受到世卫组织西太区的高度关注，并作为中国经验在各类世卫组织会议和活动中广泛分享。

4. 加强卫生系统

中国与世卫组织在卫生系统建设方面的合作重点包括加强初级卫生保健、实现全民健康覆盖、进一步把传统医药纳入国家卫生体系，以及卫生系统改革等。

自1978年《阿拉木图宣言》签署后，通过初级卫生保健实现“人人享有卫生保健”成为世卫组织工作的亮点。中国大力推进初级卫生保健战略的实施，运用赤脚医生模式培养基层卫生人员，为《阿拉木图宣言》倡导的国际初级卫生保健运动的发展作出重要贡献。中岛宏总干事在1991年2月访华期间在京举行仪式，授予卫生部陈敏章部长世卫组织“人人享有卫生保健”金质奖章。该奖是世卫组织最高荣誉奖，陈敏章是全世界第一位获得此荣誉奖的卫生部长。

30多年后，世卫组织提出全民健康覆盖的理念，即确保所有人都能获得优质的健康促进、预防、治疗和康复服务，同时，不因医疗费用而陷入经济困难。2015年，全民健康覆盖已经成为联合国可持续发展议程总体承诺的一部分。中国政府与世卫组织合作，积极推动全民健康覆盖在中国的进程。针对20世纪80年代以来伴随经济快速增长出现的人群收入和城乡差距的扩大，尤其是农村因病致贫、因病

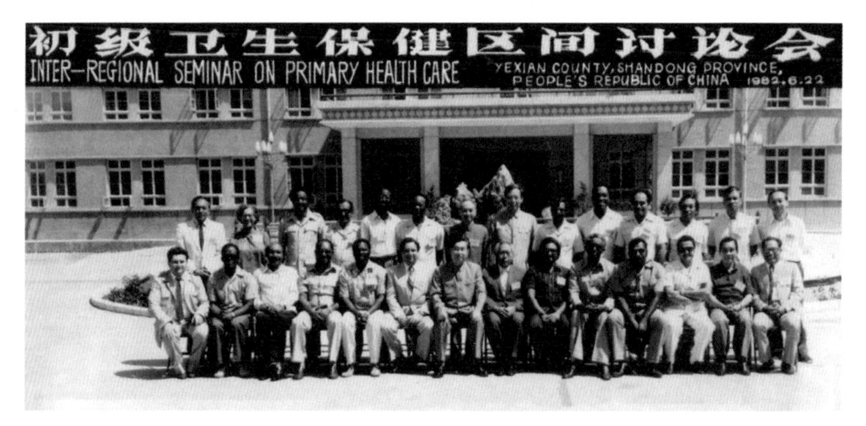

1982 年 6 月世卫组织和联合国儿童基金会及世界银行在山东举办国际初级卫生保健区间讨论会。15 个国卫生部长和计划部长等高级政府官员参加。图为中国卫生部部长崔月犁（前排左七）与各国参会部长合影。

返贫现象的加剧，卫生部、农业部、国务院研究室等部委与世卫组织合作，于 90 年代中期在全国 7 个省份选取 14 个典型县进行跟踪调查，开展新型农村合作医疗（简称“新农合”）试点示范，为农村合作医疗发展提供循证依据。目前，中国农村已基本实现新农合全覆盖。“新农合”被世卫组织和世界银行誉为“发展中国家解决卫生经费的唯一范例”。此外，中国长期面临地域差异所致的发展不平衡，尤其是西部地区的卫生体系发展滞后。2014 年，世卫组织通过“西部卫生行动”项目，从省级层面支持中国卫生重点工作的实施，以实现提高西部地区人均期望寿命和改善西部地区生活质量的目标。

传统医药是中国医药卫生体系中密不可分的一部分。世卫组织支持中国开展中医药研究、临床试验和评价，提供技术指导，推动制定相关政策、标准、规范和指南，确保中医药产品和中医执业的有效性和质量。在世卫组织支持下，中国已经制定针灸穴位和经络标准化名称系统并在国际上采用。中国支持世卫组织在促进传统医学方面的全球行动。2008 年 11 月 7 日至 9 日，中国在北京承办世卫组织传统医学大会，重申传统医学的价值和地位，并通过《传统医学北京宣言》。2009 年 5 月在第 62 届世界卫生大会上，中国发起“传统医学决议”，获大会通过。决议敦促会员国考虑将传统医学纳入国家卫生系统。这是世卫组织有史以来第一次以专门决议的形式敦促会员国全面发展传统医学。传统医药正在获得世界各国政府的广泛关注，截至 2012 年，在世卫组织成员国中，在国家政策层面承认传统医学的国家和地区增至 69 个。

几十年来，卫生体系改革一直是中国政府的重点议程，也是中国与世卫组织深度合作的领域。2005 年，国务院发展研究中心和世卫组织开展了“中国医疗卫生体制改革”合作课题研究，发布的研究报告尖锐指出，2005 年以前的医疗卫生体制“选择了一条过度市场化的改革道路”，造成“医疗服务公平性下降和卫生投入的宏观效率低下”的“消极后果”，这一结论成为全社会共同关注中国医改的导火索。2007 年，国务院成立“国家医改领导小组”，世界银行、世卫组织以及中国的几所大学受邀筹划新的卫生体制总体规划报告，共同研讨医改策略，形成医改方案，推动了 2009 年中国开展世界上有史以来最大规模的医疗卫生体制改革。新医改实施以来，中国建成了全球最大的基本医疗保障网，覆盖全国 95% 的人口，居民的个人卫生支出占卫生总

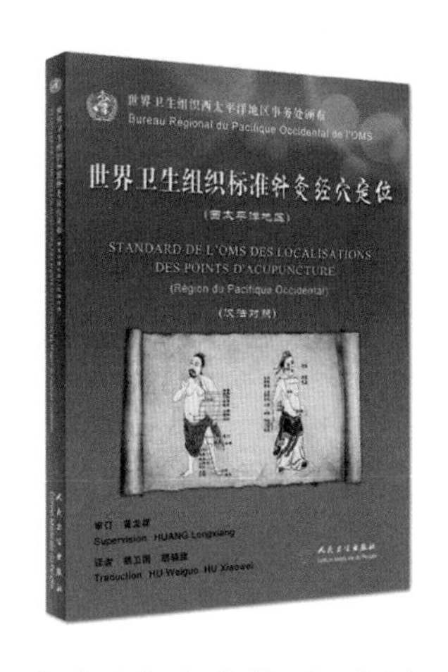

在世卫组织支持下，中国制定了针灸穴位和经络标准化名称系统并在国际上采用。图为世卫组织西太区办事处颁布的《世界卫生组织标准针灸经穴定位（西太平洋地区）》。

费用的比例大幅下降。在此过程中，世卫组织承担了评估医改的重要工作，例如参与了医改评估指标体系的建设，为中国医疗卫生体制的进一步改革提供了宝贵的意见和建议。2016 年，世卫组织和世界银行与中国政府经过两年的医改联合研究，发布了《深化中国医药卫生体制改革，建设基于价值的优质服务提供体系》的研究报告，就中国如何深化医药卫生体制改革提出了一系列建议，包括推动体制机制改革创新，实施分级诊疗制度，促进人民群众更多使用基层卫生服务，减少依赖费用较高的医院服务等，指出中国亟待建立“以人为本”整合型卫生服务体系。世卫组织还协助中国起草首部国家《卫生法》，为中国更好地制定医改政策所需的法律框架提供支持。2019 年，世卫组织、世界银行受邀与中国国务院医改领导小组秘书处进行三方合作，共同完成对中国医改十年国际视角的外部评估。

5. 防范与应对突发卫生事件

2003 年 SARS 的暴发，开启了中国与世卫组织在应对突发公共卫生事件的合作，成为相对较新的合作领域。合作的重点是提升中国实施《国际卫生条例（2005）》的能力，在卫生安全防范、监测、预警、评估、风险沟通、流行病学调查和应对方面为政府提供支持，加强对 SARS、H7N9 禽流感、甲型 H1N1 流感等各类突发急性传染病的防控，降低其造成的社会危害，减少疾病跨境传播。

SARS 初期，由于缺乏经验，中国在抗击疫情和国际合作方面反应滞后，应对迟缓。中国政府很快纠正了前期的失误，与世卫组织积极合作，公开、透明地向国内外发布疫情信息，与世卫组织专家组织联合访华考察组，就疫情防控中遇到的难点问题与国外专家充分讨论，及时回应各方关切，使得疫情很快得到有效控制。

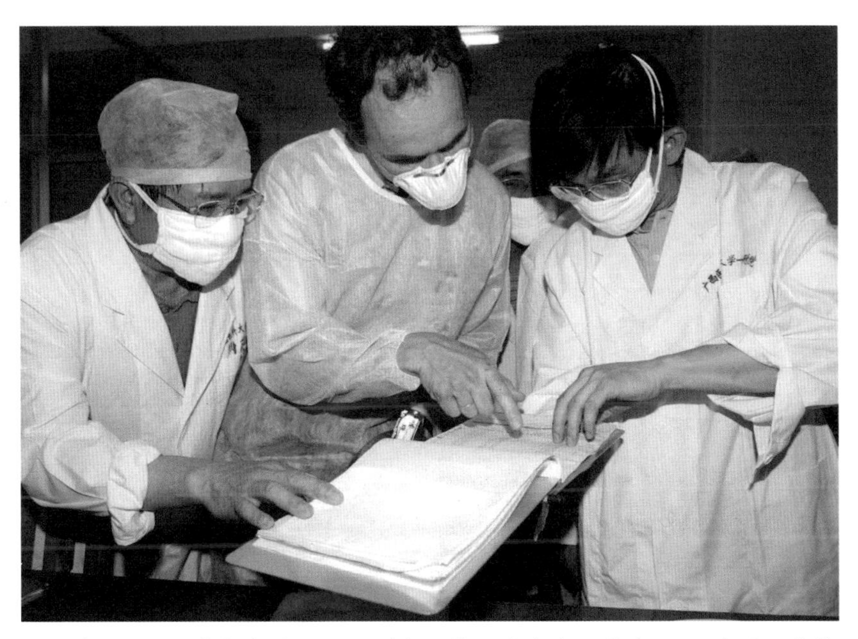

2003 年 5 月，卫生部和世卫组织联合工作组考察广西落实 SARS 防治工作情况。图为工作组成员、挪威籍传染病学、流行病学专家白贤德（中）在广西医科大学第一附属医院察看患者病历。

SARS 疫情后，中国制定了流感大流行国家应对方案，并且在扩大实验室能力和培训人员方面增加了投入。2009 年 4 月，甲型 H1N1 流感疫情暴发后，中国政府高度重视疫情防控工作，迅速将甲型 H1N1 流感纳入《中华人民共和国传染病防治法》规定的乙类传染病，并采取甲类传染病的防控措施，并同时纳入《中华人民共和国国境卫生检疫法》规定的检疫传染病管理。中国还邀请世卫组织代表处专家参加了流感防控工作专家委员会的工作，并与中国疾控中心定期召开技术会议。

中国政府从 SARS 与 H1N1 防控中汲取了经验与教训，成功应对

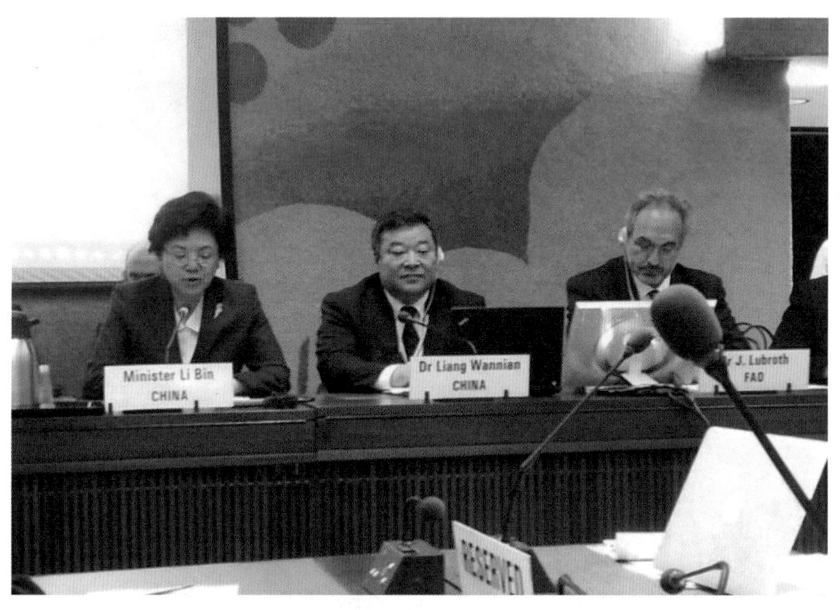

2013 年 5 月 21 日，出席第 66 届世界卫生大会的中国代表团与世卫组织在日内瓦万国宫联合召开人感染 H7N9 禽流感防控工作边会，与各国参会代表和专家沟通疫情防控信息。图为中国国家卫生和计划生育委员会主任李斌（左）在会上发言。

了后来发生的人感染 H7N9 禽流感疫情。当 2013 年中国上海出现全球首例人类感染 H7N9 禽流感的病例后，中国及时向世卫组织通报疫情，与世卫组织进行联合考察，并举行联合新闻发布会，主动与世卫组织流感参比和研究合作中心以及指定实验室保持定期交流，得到世卫组织赞誉。在 2013 年世界卫生大会期间，世卫组织安排了一场专门会议，请中国代表团向各国介绍了应对 H7N9 禽流感的经验。

2014 年初，西非暴发前所未有的埃博拉疫情，中国反应迅速，先后提供总价值 7.5 亿元人民币的紧急医疗和人道主义援助，不仅向西非三国捐赠防护救治、粮食食品等物资、派遣医疗专家组、提供实验室等紧急救护设备和设施，同时也向世卫组织提供抗疫资金。对世卫组织创建一个应急基金的决定，中国政府积极响应，迅速捐款；还向世卫组织积极申报国际应急医疗队，成为首批具有世卫组织认证评估的应急医疗队的国家，目前是获得世卫组织应急医疗队认证数量最多的国家之一。2019 年 12 月，新冠肺炎疫情突袭武汉，中国政府积极与世卫组织合作，及时通报疫情信息，主动分享中国经验，提供紧急医疗援助和抗疫物资，积极参与全球供应链建设，加速科技研发创新，推动全球疫苗公平分配，认真开展和配合病毒溯源研究，支持《国际卫生条例》审查和对新冠肺炎疫情应对工作的独立评估，捐助世卫组织和全球抗疫行动（见第六章）。

三

世卫组织在华合作中心的发展

世卫组织合作中心是该组织开展国际卫生合作可利用的重要技术资源。经世卫组织总干事任命，成为该组织在华的合作中心，是中国专业机构参与世卫组织不同级别上的规划活动并为之作贡献的重要机制。

改革开放以来，中国一些医药卫生研究机构相继被指定为世卫组织合作中心。自 1979 年中国 45 个研究单位被首批任命为世卫组织在华合作中心以来，在华合作中心进入了快速发展的阶段，累计已有 118 家中国机构获得任命。1992 年，中国取代澳大利亚成为世卫组织西太区合作中心最多的国家，之后在数量上一直居西太区之首。目前，世卫组织在 80 个会员国指定了 800 多个合作中心，其中在中国有 66 个，覆盖的技术领域主要包括慢性非传染性疾病防控、突发公共卫生事件的防范与应对、食品药品安全、职业健康、精神健康、标准制定、生殖与妇幼健康、康复医学、传染性疾病防控、传统医学、预防牙医学、卫生体系发展等。

世卫组织在华合作中心实施世卫组织活动规划、开展调研活动、派专家参与技术咨询和讨论会、组织国际会议、为国内外的专业人士举办培训班、开发宣传材料，传播新知识和新技术。通过这些专业技术活动，在华合作中心对世卫组织全球、区域间和区域内的技术合作方案提供了支持。被指定为世卫组织合作中心，可以提高机构的知名度，增强国家对这些机构的重视，也可以引起社会公众对它们工作的关注。这为合作中心与其他机构（尤其在国际层面）交流信息和发展技术合作创造了更多机会，也使合作中心在获取额外资源的支持上占有优势。

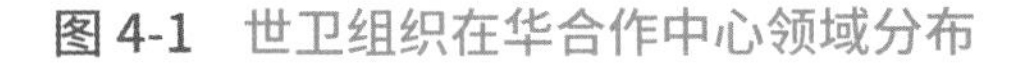

图 4-1 世卫组织在华合作中心领域分布

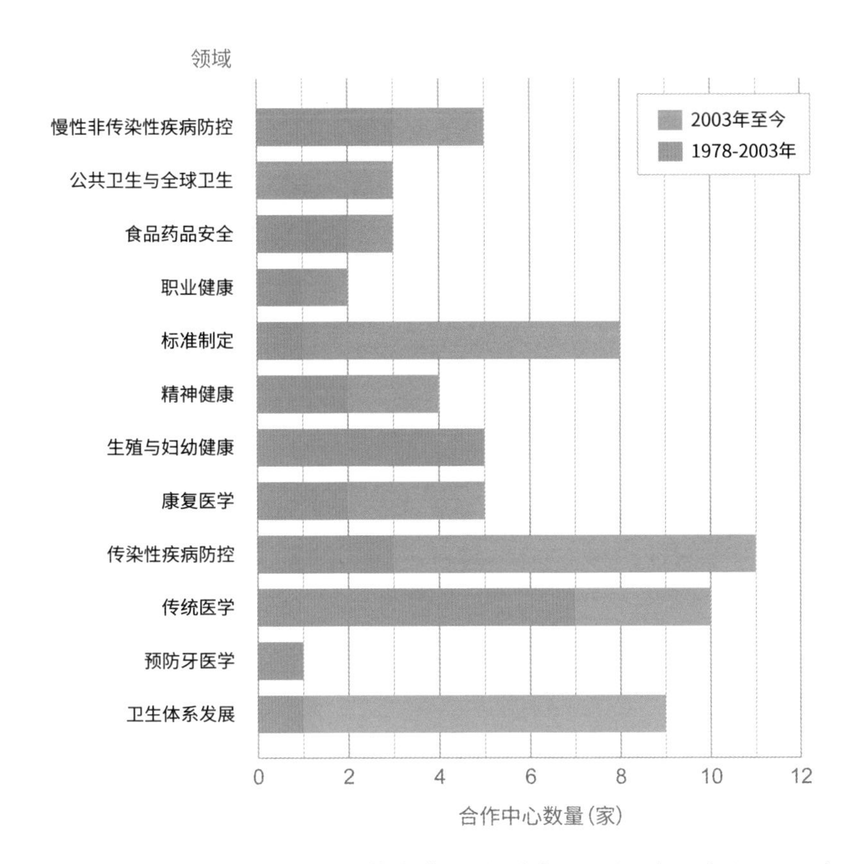

（引自 2020 年 5 月阿咪娜、代涛等著《国际规范内化理论视角下的世卫组织在华合作中心发展历程、挑战与建议》。图中“公共卫生与全球卫生”实际指“突发公共卫生事件的防范与应对”。）

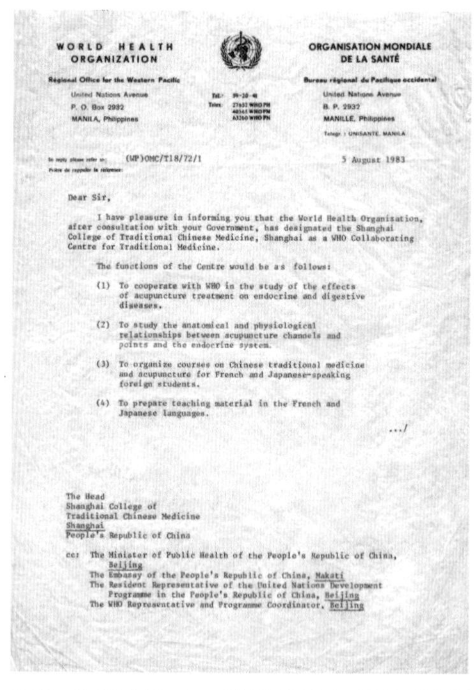

WORLD HEALTH ORGANIZATION
Regional Office for the Western Pacific
United Nations Avenue
P. O. Box 2932
MANILA, Philippines

Tel.: [illegible]
Telex: 27652 WHO PH
40365 WHO PM
63260 WHO PN

ORGANISATION MONDIALE DE LA SANTÉ
Bureau régional du Pacifique occidental
United Nations Avenue
B. P. 2932
MANILLE, Philippines
Telegr.: UNISANTE, MANILA

In reply please refer to:
Prière de rappeler la référence: (WP)OMC/T18/72/1

5 August 1983

Dear Sir,

I have pleasure in informing you that the World Health Organization, after consultation with your Government, has designated the Shanghai College of Traditional Chinese Medicine, Shanghai as a WHO Collaborating Centre for Traditional Medicine.

The functions of the Centre would be as follows:

(1) To cooperate with WHO in the study of the effects of acupuncture treatment on endocrine and digestive diseases.

(2) To study the anatomical and physiological relationships between acupuncture channels and points and the endocrine system.

(3) To organize courses on Chinese traditional medicine and acupuncture for French and Japanese-speaking foreign students.

(4) To prepare teaching material in the French and Japanese languages.

.../

The Head
Shanghai College of
Traditional Chinese Medicine
Shanghai
People's Republic of China

cc: The Minister of Public Health of the People's Republic of China, Beijing
The Embassy of the People's Republic of China, Makati
The Resident Representative of the United Nations Development Programme in the People's Republic of China, Beijing
The WHO Representative and Programme Coordinator, Beijing

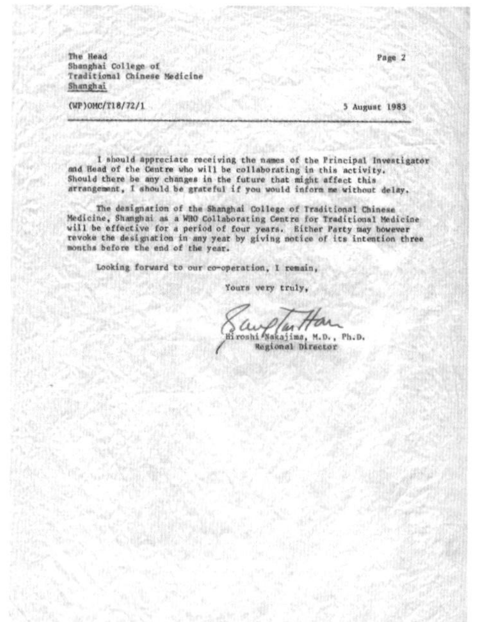

The Head
Shanghai College of
Traditional Chinese Medicine
Shanghai

Page 2

(WP)OMC/T18/72/1

5 August 1983

I should appreciate receiving the names of the Principal Investigator and Head of the Centre who will be collaborating in this activity. Should there be any changes in the future that might affect this arrangement, I should be grateful if you would inform me without delay.

The designation of the Shanghai College of Traditional Chinese Medicine, Shanghai as a WHO Collaborating Centre for Traditional Medicine will be effective for a period of four years. Either Party may however revoke the designation in any year by giving notice of its intention three months before the end of the year.

Looking forward to our co-operation, I remain,

Yours very truly,

Hiroshi Nakajima, M.D., Ph.D.
Regional Director

1983年，上海中医学院（上海中医药大学前身）被世卫组织确定为“世界卫生组织传统医学合作中心”。图为世卫组织西太区主任中岛宏的任命函。

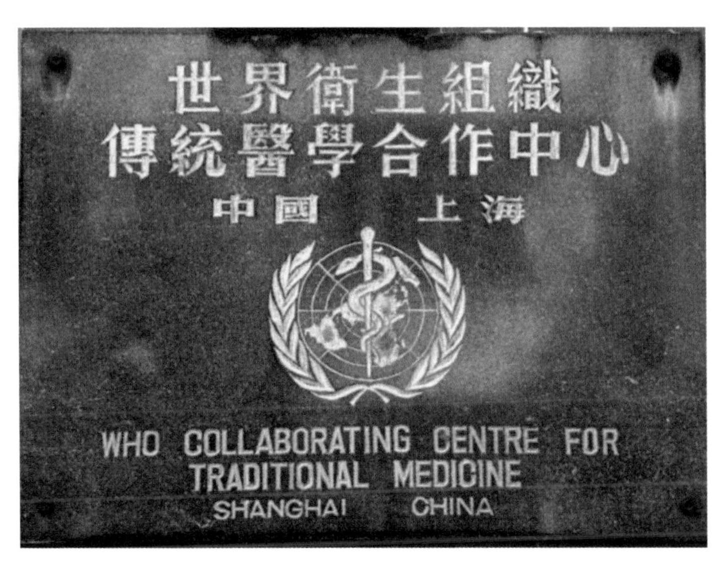

世界卫生组织传统医学合作中心铜匾。

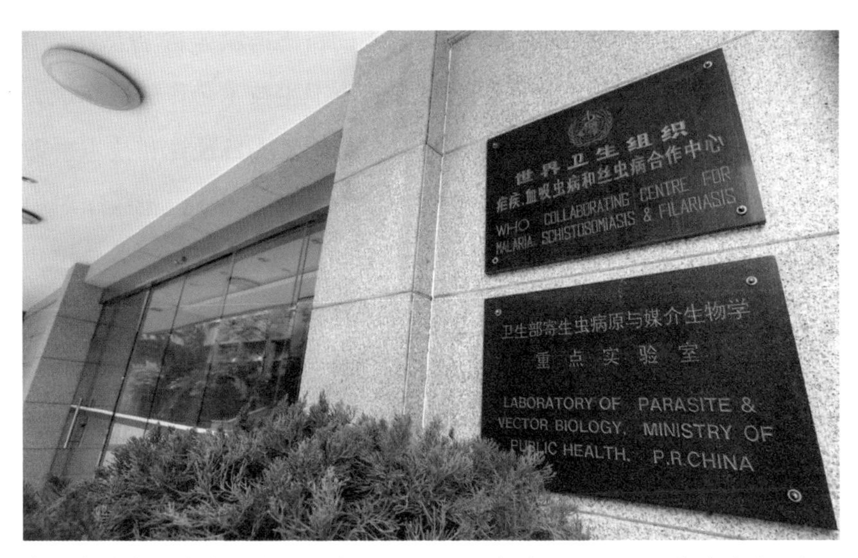

中国疾控中心寄生虫病预防控制所于1980年被世卫组织任命为疟疾、血吸虫病和丝虫病合作中心，是国内首批被认定的合作中心之一，为国内、地区、全球寄生虫病的有效控制乃至消除作出积极贡献。2015年6月更名为世界卫生组织热带病合作中心。

四

世卫组织对华合作经费以及中国对世卫组织提供的人力和财政支持

1. 世卫组织对华合作经费

世卫组织对华合作的资金来自三个层级（总部、西太区办事处和驻华代表处），按资金性质可分为两类，即正规预算资金（稳定的评定会费）和正规预算外资金（不可预测的自愿捐款）。自1978年《中华人民共和国卫生部与世界卫生组织关于卫生技术合作的备忘录》签订后，中国结束了只缴纳会费而不接受任何项目预算和技术援助的状态。1978年至1981年，双方技术合作刚刚起步，世卫组织对中国尚无正规预算分配额，主要由西太区办事处和总部相关业务司从年度结余款划拨，每双年度为开展技术合作提供200多万美元。

从1982年起，中国开始获得世卫组织正规预算拨款。1982—1983至1992—1993双年度是合作经费快速增长的阶段，正规预算从230万美元增至800万美元，到20世纪末一直处于相对稳定的状态。此外，从1984年起，世卫组织总部和西太区还向中国提供数额不等但金额可观的正规预算外的资金，用于科研能力建设和机构加强的相关活动。每双年度用于技术合作活动的正规预算和指定用途或灵活的自愿捐款资金相加平均达1200余万美元。这一时期，世卫组织

图 4-2　1982—1983 至 2016—2017 双年度世卫组织对华合作正规预算

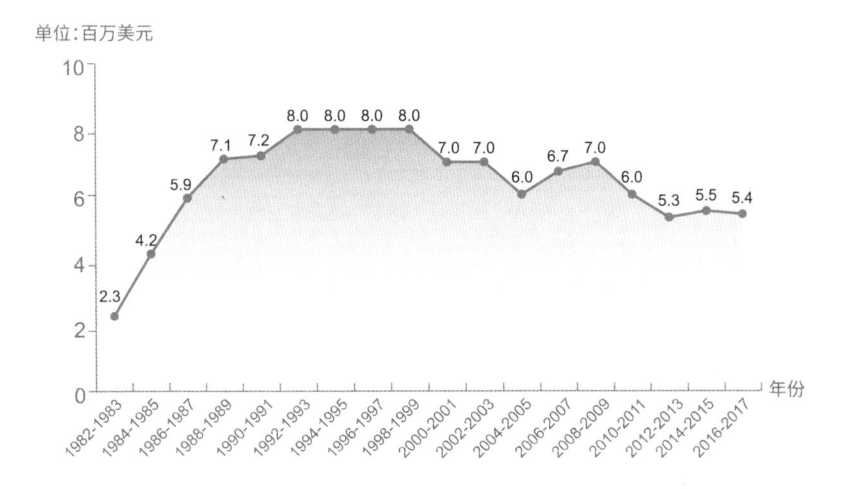

对中国的拨款在西太区 35 个国家和地区中一直名列首位。

进入 21 世纪，随着中国国力的增强，如同其他对华援助资金的变化趋势一样，世卫组织对华技术合作的正规预算资金逐步减少。从 2000—2001 双年度的 700 万美元，缓慢下降，到 2012—2013 双年度减少为 530 万美元。同一时期，因 2003 年 SRAS 疫情暴发和禽流感及其他新发传染病等突发公共卫生事件，世卫组织总部、西太区和驻华代表处三个层级筹措的指定用途的自愿捐款大幅度增加，一度高达正规预算的两倍。这一阶段，每双年度可用于技术合作的总经费平均约 1000 万美元。

从 2012—2013 双年度开始，由于一部分驻华代表处核心人员和代表处运转的费用转由世卫组织分配给中国的正规预算支付，以及来自总部、西太区和驻华代表处筹集的指定用途的自愿捐款资金大幅度减少，可用于世卫组织对华技术合作的资金也相应减少。因此，世卫组织与中国的合作聚焦于更具战略意义的重点领域。

图 4-3　2002—2003 至 2016—2017 双年度世卫组织对华合作指定用途的自愿捐款

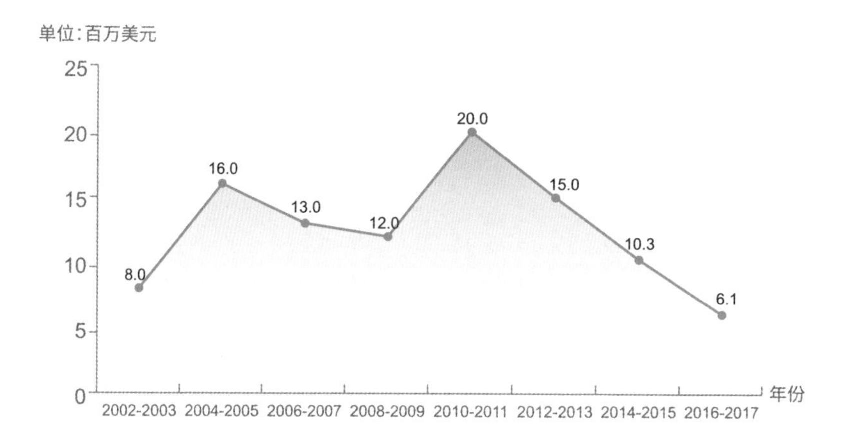

2. 中国向世卫组织缴纳评定会费和提供自愿捐款

中国对世卫组织财政上的贡献包括缴纳评定会费和提供自愿捐款。

会员国对世卫组织应缴纳的会费由世界卫生大会参照联合国的相关规定进行评定。在过去的 20 年间，中国评定会费的比额从 1998—1999 双年度的 0.96% 上升至 2018—2019 双年度的 12.00%，仅次于美国（22%），成为第二大会费缴纳国。除评定会费以外，自 1980 年开始，中国每年向世卫组织提供自愿捐款，主要用于扩大免疫规划、腹泻病控制计划、人类生殖研究特别规划、热带病研究与培训规划等四个特别规划。近年来，中国的自愿捐款数额不断增加，覆盖的领域扩大到疫情和危机的应对、药品和卫生技术的可及和监督能力的加强，以及被忽视的热带病、以人为本的综合医疗服务、非传染性疾病、领导与治理、生殖健康、孕产妇 / 新生儿 / 儿童和青少年健康等共计十余个领域。2008 年至 2017 年间，中国的自愿捐款数额增长近三倍，显示了中国经济实力的提升和对国际卫生事务治理的积极参与，也体现了对世卫组织发挥全球卫生指导和协调作用的支持。

图 4-4 1996—1997 至 2018—2019 双年度中国向世卫组织缴纳的评定会费

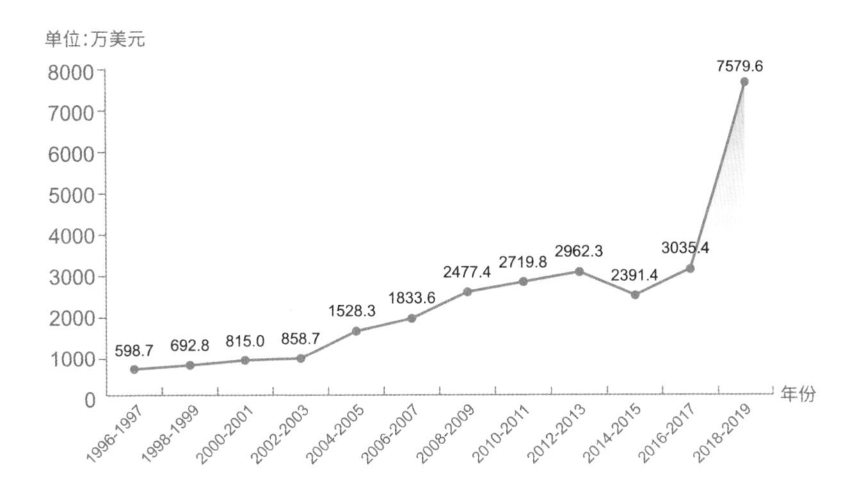

图 4-5 2008—2009 至 2016—2017 双年度中国向世卫组织的自愿捐款

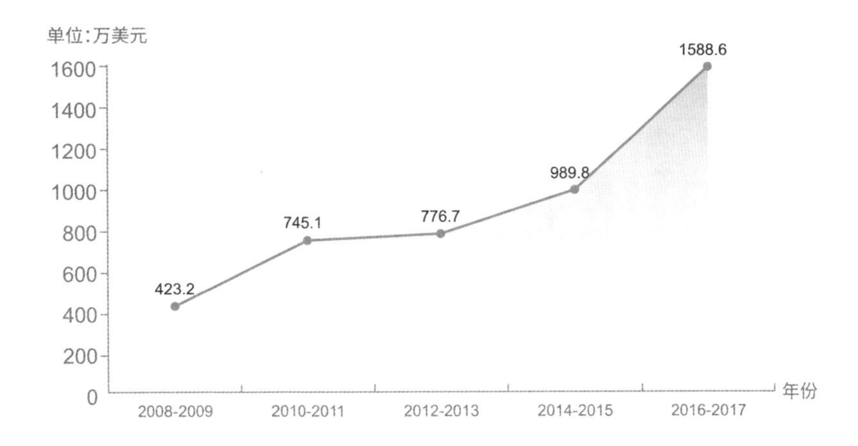

3. 中国在世卫组织供职的国际职员

向世卫组织输送合格的中国籍国际公务员是对该组织加强全球卫生治理、改进人力资源地域代表性的重要支持。中国的卫生相关部门按照“提高认识，搞好规划，精心选拔，全面培养，合理推荐，积极工作，注意实效”的原则，高度重视国际职员的选派工作，通过竞争选拔建立了国际公务员的后备人才库。从1999年至2019年，中国被世卫组织录用的国际职员人数呈缓慢增长，来自中国香港的陈冯富珍博士当选世卫组织第七任总干事，成为第一位在联合国专门机构担任“一把手”的中国人。但是，在世卫组织任职的中国籍国际职员人数距该组织计算的合理范围仍有很大距离。

图 4-6 1999—2019 年中国在世卫组织任职的国际职员数量

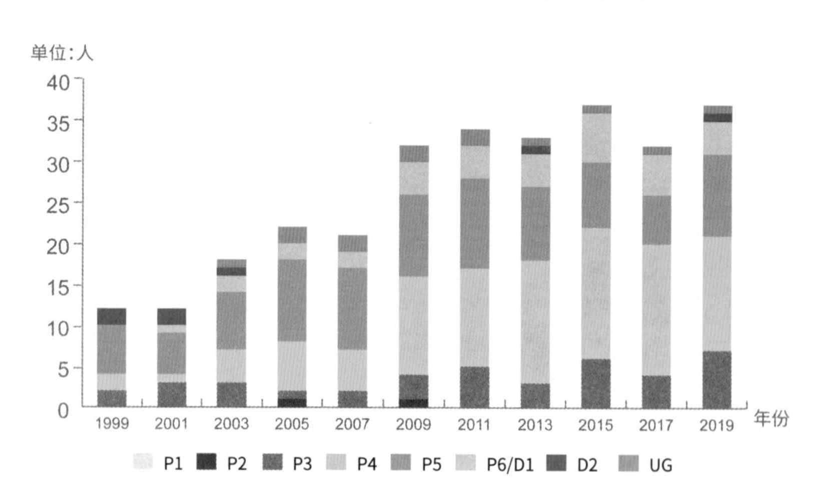

注：P为Professional，指专业人员；D为Director，指司长级管理职位；UG为Ungraded Post（不叙级职位），指助理总干事、地区主任及总干事级别的高级管理职位。

第五章

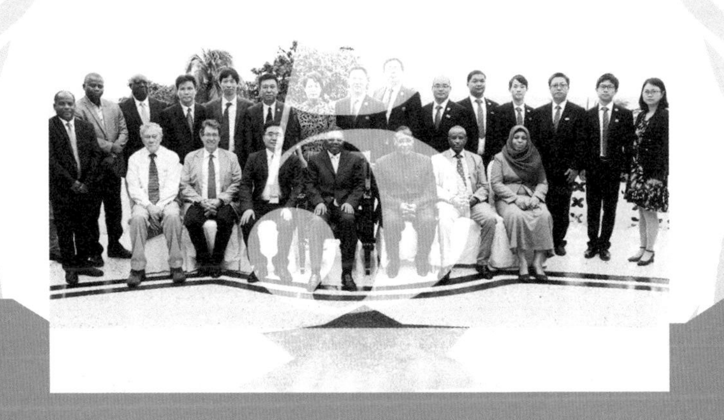

中国与世卫组织：共建“健康丝绸之路”合作新阶段

随着经济快速持续发展，中国迈入中等偏高收入国家之列，大国地位日益显现，国际话语权不断提升，领导力逐渐彰显。中国不再主要是一个发展援助的受援国，而成为其他发展中国家的重要发展合作伙伴，并正在走向世界舞台的中央。在卫生领域，进入21世纪，中国加大对全球卫生治理的参与，与世卫组织的合作发生转变：世卫组织在对中国卫生发展的支持转向高层次的政策建议和倡导的同时，与中国的合作开始拓展到全球卫生领域，双方携手共同努力为全球健康作出更大贡献。

一 新时期的合作战略和“一带一路”卫生合作备忘录

1. 将全球卫生纳入中国与世卫组织国家合作战略重点

随着中国对全球卫生参与的逐步深入，中国与世卫组织合作领域的拓展提上了议程。2013年2月26日，中国与世卫组织共同发布的《中国—世界卫生组织国家合作战略（2013—2015）》，首次正式将“支持中国参加全球卫生合作，为加强全球卫生工作作出贡献”作为双方合作的战略重点之一。世卫组织将在中国对全球卫生最有贡献的重点领域支持中国的能力建设。这些领域包括梳理总结中国卫生事业发展的经验教训并进行传播，加强与其他国家的卫生合作，更加积极地参与全球卫生工作和全球治理，以及提供卫生技术和产品以促进全球健康。

2016 年 3 月，随着三年合作战略的到期，中国和世卫组织在北京共同签署发布了新的《中国—世界卫生组织国家合作战略（2016—2020）》，将“扩大中国对全球卫生的贡献”作为合作战略的重点之一，除继续原有的合作领域外，还增加了支持中国实施卫生相关国际框架及协定；促进中国通过各种平台更深入地参与全球卫生议程和政策的制定；以及支持中国全球卫生人才队伍建设。

2. “一带一路”卫生合作备忘录标志合作新阶段

2017 年 1 月，习近平主席首访瑞士。作为历史上第一位到访世卫组织的中国国家元首，习主席会见了总干事陈冯富珍。习近平指出，没有全民健康，就没有全民小康。中国始终把卫生事业摆在优先发展的战略位置。我们建立了世界上规模最大的基本医疗保障网，制定了《“健康中国 2030”规划纲要》。欢迎世卫组织继续对健康中国建设提供更多专业性帮助。习近平强调，世卫组织是卫生领域影响最大的联合国专门机构，在全球卫生事务中发挥着领军作用。中国同世卫组织的合作堪称典范。在中国卫生事业发展中，世卫组织给予了宝贵帮助。中国也积极参与世卫组织应对各项挑战的努力。中国欢迎世卫组织积极参与“一带一路”建设，共建“健康丝绸之路”。

会见后，习近平主席出席中国向世卫组织赠送针灸铜人雕塑仪式，并见证了《中华人民共和国政府和世界卫生组织关于“一带一路”卫生领域合作的谅解备忘录》的签署。中国与世卫组织以往签署的备忘录都以“引进来”的合作为主，以实现中国的卫生发展为主要目标。习近平主席见证签署的备忘录，是一个“走出去”的备忘录，把中国和世卫组织的合作扩展到“一带一路”的沿线国家、区域以及全球层面。双方秉持“共商、共建、共享”原则，共同创建“健康丝绸之路”，促进地区及全球的卫生安全和发展。新备忘录的签署，在合作方式上把中国与世卫组织合作扩大到三方、多方，以及通过机制建设的国家集团；在合作领域上，体现了大健康的发展理念，不仅涵盖了传染性和慢性疾病的防控、传统医学发展、卫生人员培训等卫生领域，还包括全民健康覆盖、突发公共卫生事件的应对、卫生体制建设与政策开发，以及中国质优价廉医药产品进入国际市场、实现药品的本地化生

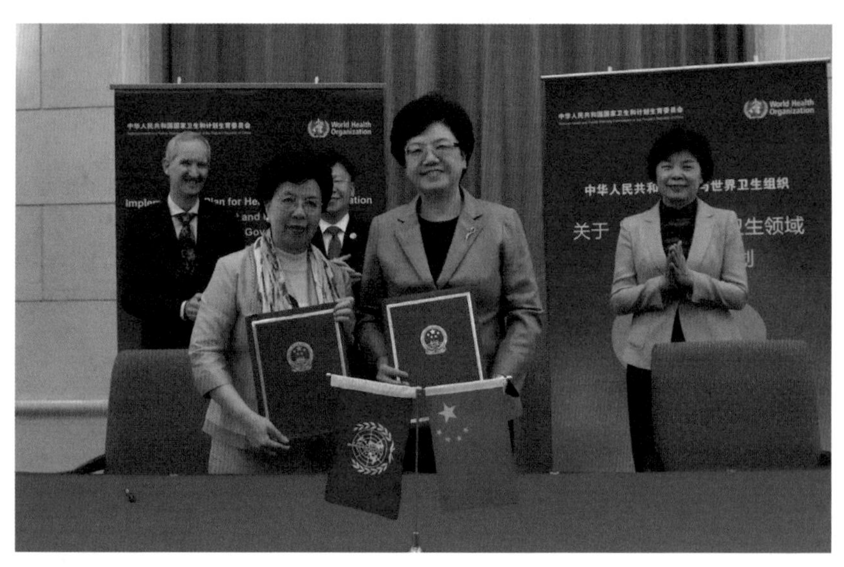

2017年5月13日，国家卫生计划生育委员会主任李斌与世卫组织总干事陈冯富珍在北京签署《关于“一带一路”卫生领域合作的执行计划》。

产等需要其他部门参与和合作的领域。备忘录的签署是双方合作史上的里程碑，标志着中国与世界卫生组合作迈上了一个新台阶，进入了一个新阶段。

为落实备忘录，同年 5 月，国家卫生计划生育委员会（简称“国家卫生计生委”）主任李斌与世卫组织总干事陈冯富珍在北京联合签署《关于“一带一路”卫生领域合作的执行计划》。作为“一带一路”倡议的卫生合作伙伴，世卫组织积极支持和参与中国主办的一系列“一带一路”合作论坛，与中国合作共建“健康丝绸之路”，促进中国与各国以及各组织双边和多边合作关系的发展。

3. 支持和参与中国主办的“一带一路”沿线国家卫生合作会议

中国政府与世卫组织关于“一带一路”卫生领域合作的谅解备忘录签署后，为了共同促进中国与“一带一路”沿线国家在国家、区域和全球层面开展务实合作，世卫组织积极支持和参与中国主办的“一带一路”沿线国家卫生合作会议，包括：2017 年 6 月在布达佩斯举行的第三届中国—中东欧国家卫生部长论坛、2017 年 8 月在北京举行的“一带一路”卫生合作高级别会议、2018 年 8 月在北京召开的中非卫生合作高级别会议和 2019 年 5 月在北京举行的第二届“一带一路”国际合作论坛。会议中，世卫组织积极参与“一带一路”沿线国家在加强卫生体制、维护卫生安全、促进卫生发展、推动医学创新和食品药品安全等领域的合作政策和战略的磋商和制定，参与发表了《第三届中国—中东欧国家卫生部长论坛布达佩斯宣言》《“一带一路”卫生合作暨健康丝绸之路的北京公报》《共建“一带一路”，开创美好未来——第二届“一带一路”国际合作高峰论坛圆桌峰会联合公报》等多项“一带一路”沿线国家的合作战略，并在会议中表示对中国加强“一带一路”双边、三边和多边合作、共同应对卫生方面的挑战、扩大卫生领域等人文交流、加强社会凝聚力和包容性、推动实现开放包容和普惠的人类健康命运共同体提供大力支持。

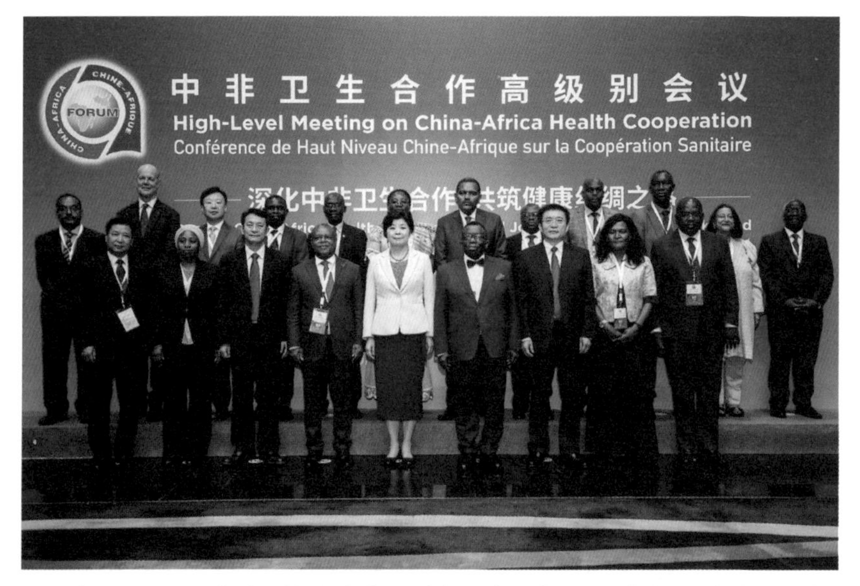

2018年8月17日，中非卫生合作高级别会议在北京召开。来自36个非洲国家、世卫组织等国际组织以及国内有关部门、专家学者和私营部门等共约300人参会。图为国家卫生健康委员会副主任崔丽与部分参会代表合影。

二

深入参与全球卫生议程和政策规范制定

促进中国通过各种平台更深入地参与全球卫生议程和政策的制定是世卫组织扩大中国对全球卫生贡献的重要策略。世界卫生大会是最重要的全球卫生治理平台。中国出席历届世界卫生大会，利用这一全球最高层次的卫生论坛，向世界阐释中国对全球卫生治理重大问题的立场观点，大力推动全球卫生议程，参与全球卫生政策和规范的制定。

1. 积极参与世界卫生大会，阐释中国立场观点

2013—2019 年期间，中国积极参与第 66—72 届世界卫生大会，国家卫生健康委员会（简称“国家卫生健康委”）马晓伟主任、国家卫生计生委李斌主任和王国强副主任多次在各届世界卫生大会上作一般性辩论发言，阐释在全球关注的卫生问题上的中国立场和观点。

在第 66 届世界卫生大会以“如何在未来全球发展议程中确保卫生的地位”为主题的一般性辩论中，李斌主任提出要“在从生至死的生命全程促进健康”，将实现全民健康覆盖作为重要实施策略，注重加强卫生系统能力建设、信息交流和经验分享等国际合作。对于应对气候变化对健康影响，王国强副主任在第 67 届世界卫生大会上表示

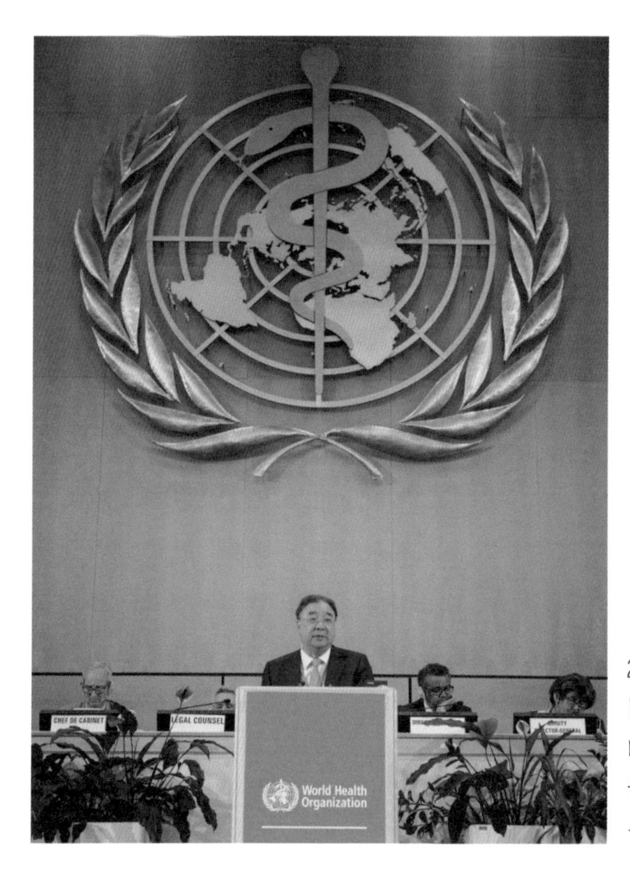

2019 年 5 月 20 日，国家卫生健康委马晓伟主任在第 72 届世界卫生大会上做一般性辩论发言。

中国愿意按照《联合国气候变化框架公约》的原则，发挥中医药学在养生保健和预防疾病方面的特色优势，与各方携手合作，共同应对气候变化对健康的影响。李斌主任在第 68 届世界卫生大会上表示了中国政府积极支持将卫生系统建设和卫生安全纳入 2030 年可持续发展目标，在第 69 届世界卫生大会上继续表示中国政府将支持世卫组织在全球、区域和国家层面推动落实《2030 年可持续发展议程》卫生相关目标，并在第 70 届世界卫生大会上介绍了习近平主席在 2016 年全国卫生与健康大会中提出的“以基层为重点，以改革创新为动力，预防为主，中西医并重，将健康融入所有政策，人民共建共享"的卫生和健康工作方针，积极分享中国为实现 2030 年可持续发展目标的行动和经验。马晓伟主任在第 71 届和 72 届世界卫生大会上介绍了中国特色卫生发展道路和中国实现全民健康覆盖、统筹实施健康中国战略的主要做法和成果，并表示中国将努力承担应尽的国际责任和义务，积极打造"健康丝绸之路"，倡导和促进全球卫生合作，为谋求全人类健康福祉、构建人类命运共同体作出积极贡献。

2. 积极推动全球卫生议程和政策制定

在世卫组织理事机构中，中国积极参与重要的全球卫生问题的讨论，建言献策，贡献中国智慧。中国在 2014 年 1 月的世卫组织执委会上提出的"传统医学"决议案在第 67 届世界卫生大会上审议并获通过（WHA67.18 号决议）；中国于 2009 年开展医药卫生体制改革，推动建立国家基本药物制度，于 2011 年初步实现在所有政府办基层医疗卫生机构覆盖基本药物，由此，在 2014 年 1 月的世卫组织执委会中提出并推动通过了"获得基本药物"的 WHA67.22 号决议；2015 年 1 月 25 日，中国作为执委会成员国参加世卫组织执委会埃博拉问题特别会议，发言介绍了中国援非抗疫工作，呼吁国际社会在联合国和世卫组织框架下进一步加强合作，帮助西非战胜疫情，重建卫生体系，并积极参与了 EBSS3.R1 号决议——"埃博拉：终止目前疫情，加强全球防备并确保世卫组织有能力防范和应对未来出现的大型疫情和具有健康后果的突发事件"决议的起草和修改过程；2015 年，在第 68 届世界卫生大会上，中国发起并通过世卫组织成立以来的第一个全球应对癫痫的 WHA68.20 号决议。

随着中国卫生发展经验的积累，世卫组织邀请越来越多的中国

Commission on Social Determinants of Health
Seventh Meeting, January 17-19, 2007, World Health Organization, Geneva

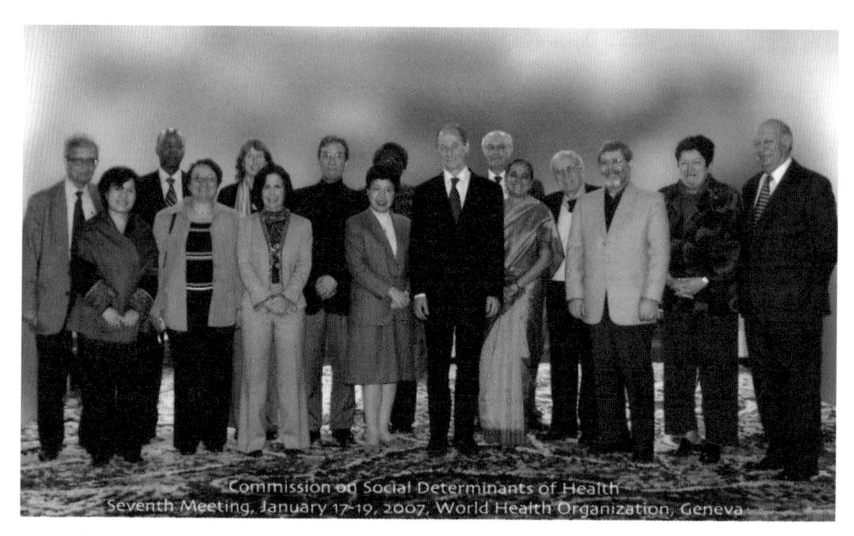

2005 年，世卫组织成立健康社会决定因素委员会。委员会由 19 名世界著名专家学者、前任或现任国家卫生及社会发展部门领导、国际组织高级官员、国家总统和诺贝尔奖获得者组成。图为委员会委员与世卫组织总干事陈冯富珍合影。左二为北京大学公共卫生专家郭岩教授。

World Health Organization
Western Pacific Region
15th Meeting of the Western Pacific Regional Programme Review Group on Neglected Tropical Diseases
Davao City, Philippines | 20-22 July 2015

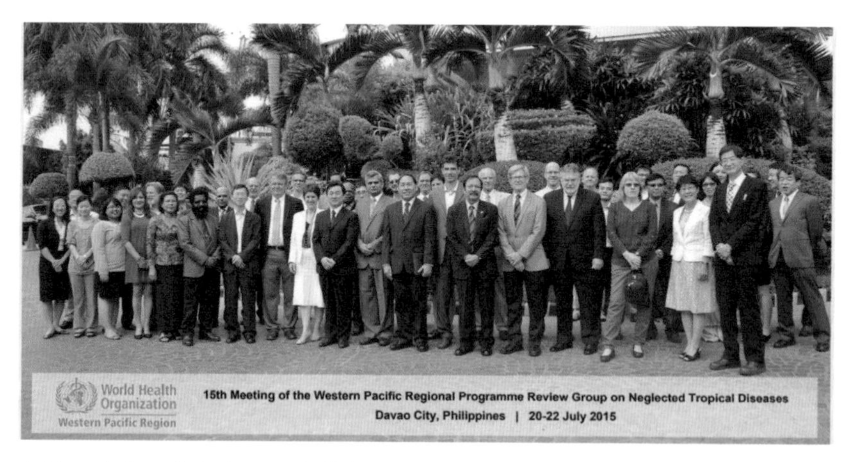

中国疾控中心寄生虫病预防控制研究所周晓农所长于 2015 年担任世卫组织西太区被忽视热带病专家委员会主席。该专家委员会主要任务是推动西太区被忽视热带病防控工作。图为 2015 年 7 月周晓农所长（前排左十）在菲律宾达沃市参加世卫组织西太区第 15 届被忽视热带病规划审查专家组会议时的合影。

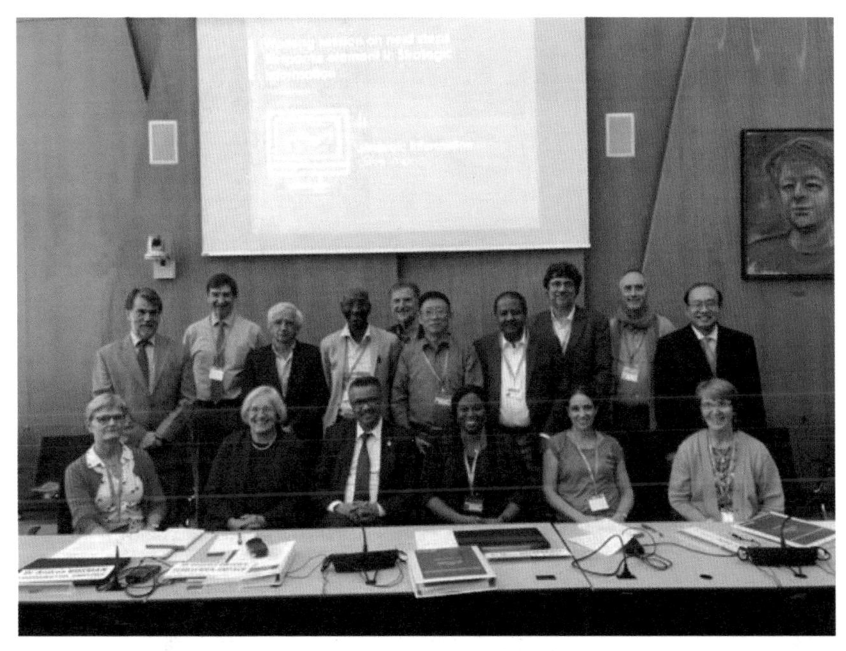

江苏省血吸虫病防治研究所前所长高琪研究员现任世卫组织疟疾政策顾问委员会委员。图为 2018 年 4 月高琪研究员（第二排左五）和全体委员在瑞士日内瓦参加世卫组织疟疾政策顾问委员会（MPAC）年会时与参会的总干事谭德塞合影。

卫生政策和公共卫生技术专家参加区域或全球范围的活动，为全球卫生相关政策和国际标准、规范、准则以及工作计划的制定提供咨询，覆盖的领域包括疟疾和血吸虫病等热带病防控、传染病监测、妇幼卫生、老龄健康、抗微生物耐药、世卫组织机构改革等。例如：北京大学公共卫生专家郭岩教授被世卫组织聘为健康社会决定因素委员会成员；中国疾控中心的高福教授是全球备灾监测委员会（GBMP）的成员；中国疾控中心寄生虫病预防控制所的周晓农教授是世卫组织西太平洋地区被忽视的热带病规划审评组主席和世卫组织消除疟疾

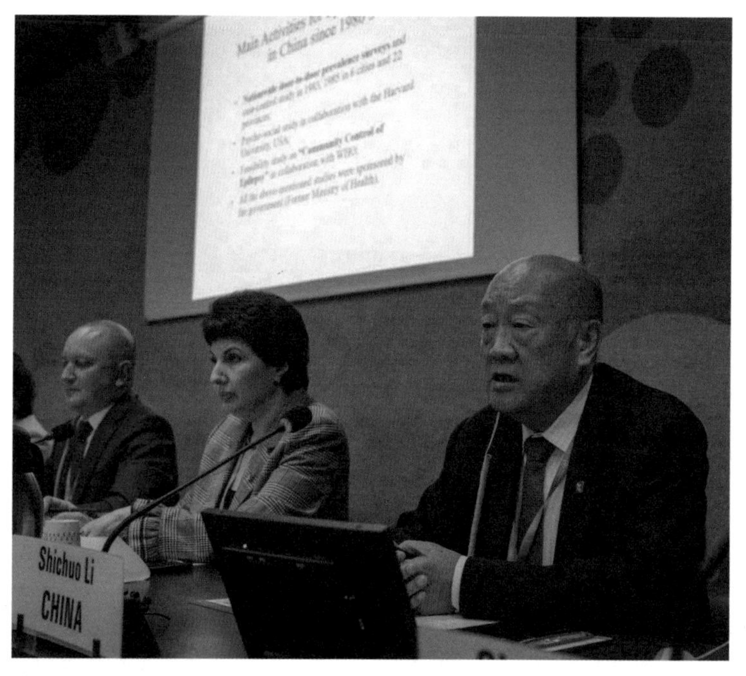

中国非政府组织专家登上世卫组织全球卫生治理的舞台。图为 2019 年 5 月 22 日在第 72 届世界卫生大会举办的主题为“癫痫——一个公共卫生重点问题”的边会上，中国抗癫痫协会创会会长李世绰（右一）在主席台上做主题演讲。右二为国际抗癫痫联盟（ILAE）副主席 Alla Guekt 博士，左一是俄罗斯卫生部副部长 Evgeny Kamkin。

战略咨询组成员；江苏省寄生虫病防治研究所的高琪教授是世卫组织疟疾政策咨询委员会的成员；北京大学公共卫生学院崔富强教授是世卫组织西太区乙肝专家委员会成员。来自中国非政府组织的专家也登上了世卫组织全球卫生治理的舞台，积极推动全球卫生政策的制定和实施，中国癫痫协会创会会长李世绰是突出的典型。

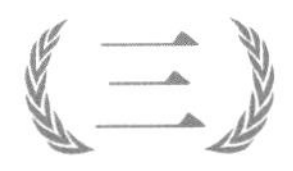

合作防范和应对突发公共卫生事件

在全球化的世界里，跨国的突发公共卫生事件日益频繁发生，严重威胁世界人民的生命和健康。近年来，中国和世卫组织加大了在全球卫生安全方面的合作。

1. 支持世卫组织抗击西非埃博拉疫情和应急能力建设

2014 年初，西非暴发前所未有的埃博拉疫情，疫区国家人民生命受到严重威胁。中国政府第一时间作出反应，除直接对西非三国的疫情防控提供紧急医疗援助外，还向世卫组织捐款 200 万美元作为专项基金，用于支持该组织实施对塞拉利昂、利比里亚和几内亚三国的疫情应对计划。

2015 年，为了在后埃博拉时期继续深化对公共卫生突发事件的防控协作，世界卫生大会决定创建一个应急基金，并建立一批能够迅速有效部署的全球卫生应急队伍，以提升国际社会应对疫情和突发卫生事件的能力。中国政府迅速作出响应，向世卫组织应急基金捐款 200 万美元。

中国还积极响应世卫组织关于迅速有效部署全球卫生应急队伍的计划，申报国际应急医疗队。2016 年 5 月，来自上海东方医院的中

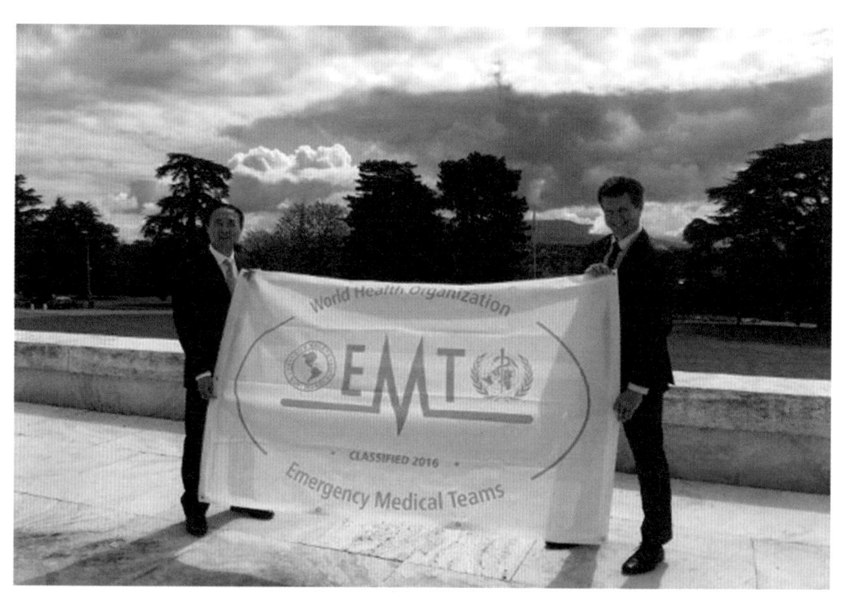

2015 年 5 月，第 68 届世界卫生大会决定建立一批能够迅速有效部署的全球卫生应急医疗队。中国政府作出迅速响应，截至 2019 年 4 月 30 日，已有 5 支医疗队通过世卫组织认证成为国际应急医疗队。图为 2016 年 5 月首批通过世卫组织认证评估的来自上海市东方医院的国际应急医疗队。

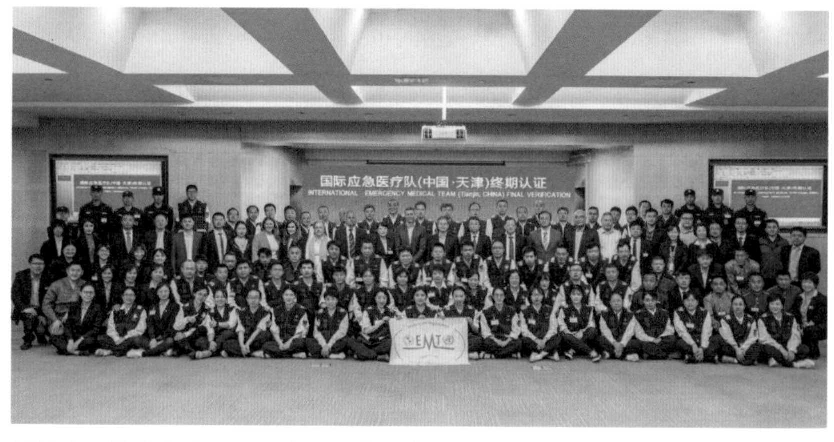

2019年5月通过世卫组织认证评估的来自天津协和医院的国际应急医疗队。

国国际应急医疗队首批通过世卫组织认证评估。随后，来自广东省第二人民医院（2017 年 5 月认证）、四川大学华西医院（2018 年 5 月认证）、天津协和医院（2019 年 5 月认证）和澳门特别行政区（2019 年 5 月认证）的四支国际应急医疗队陆续通过认证。截至 2020 年 4 月，全球 25 支国际应急医疗队中，中国有 5 支。

2. 支持世卫组织应对人道主义危机的卫生行动

世卫组织是联合国机构间常设委员会指定的 32 个机构组成的全球卫生集群的牵头机构，在发生任何自然或人为的突发事件时，负责领导和协调集群与数百个人道主义伙伴开展危机中的卫生行动，以减少不必要的生命损失，减轻疾病和伤残所带来的负担。近年来，中国向世卫组织多次提供捐款，支持其在危机中的卫生行动。这些支持包括向世卫组织捐赠 200 万美元用于应对 2016 年 10 月至 2017 年 10 月叙利亚危机的人道主义卫生措施、100 万美元用于支持解决受 2017 年 1 月至 12 月叙利亚人道主义危机影响的流离失所的叙利亚人和其他 6 个国家难民的不良健康后果、200 万美元用于 2017 年 6 月至 12 月也门 3 个省的霍乱疫情应对，以及 200 万美元用于支持 2018 年 8 月至 2020 年 3 月刚果民主共和国埃博拉疫情的应对和将中国专家借调到世卫组织驻刚果民主共和国国家办事处和总部的全球疫情警报反应网络工作。

四

促进中国卫生发展经验分享

世卫组织认为，中国在发展卫生系统、提高人民健康水平的过程中积累了丰富的经验，可以与面临类似挑战的国家分享。世卫组织支持中国研究总结卫生发展经验，并以多种方式促进中国经验的分享。

1. 支持研究、总结、出版中国卫生发展经验

中国的卫生发展引世人注目。为使各国卫生体系发展的政策制定者和分析者更好地了解中国卫生事业发展和改革经验，2015 年，在“世卫组织亚太卫生观察”项目的支持下，北京大学中国卫生发展研究中心主任孟庆跃教授（时任世卫组织卫生体系联盟创始理事）、国家卫生计生委卫生发展研究中心副主任杨洪伟研究员、复旦大学公共卫生学院院长陈文教授等专家学者对中国卫生体系的转型进行了全面研究，撰写了《转型中的中国卫生体系》报告。报告以中国地理、社会、人口、政治、经济、健康状况背景为基础，全面系统地分析了中国的卫生组织和治理、卫生筹资、卫生机构设施和人力资源、卫生服务提供以及主要卫生改革，评估了中国卫生体系建设和卫生改革发展的进展和成就，提出了存在的问题和面临的挑战。此报告中英文版已由世卫组织正式出版。

中医药学是中国医学的一大特色。中国在将中医药学与现代医

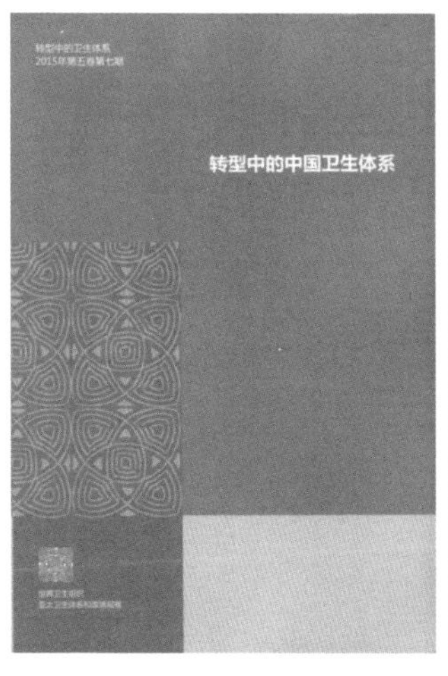

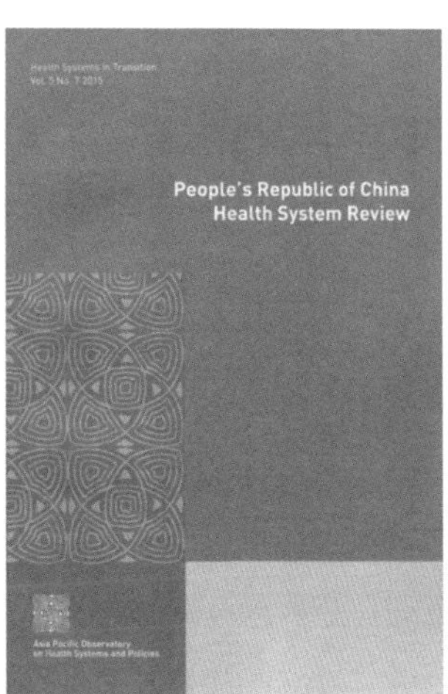

图为由世卫组织出版的《转型中的中国卫生体系》中、英文版封面。

学服务相结合，把它们共同纳入卫生系统方面积累了丰富的实践经验，建立了由医院、基层卫生机构、公共卫生机构等组成的覆盖城乡的卫生服务体系。中国与世卫组织合作，支持南京医科大学开展研究，采用实证调研和案例分析方法，从传统医学价值出发，科学系统地梳理和总结将传统医学纳入卫生系统的中国实践，并以政策法律保障为主线，分析中国实践成功的原因。作为研究成果，人民卫生出版社出版了《将传统医学融入卫生系统的实践和探索》一书，分享中国实践经验。

2. 为中国分享卫生发展经验提供国际平台

一年一度的世界卫生大会是全球卫生界群英荟萃的最佳时机。除纳入大会正式审议的议程之外，世卫组织还安排各种技术交流会和专题边会。在秘书处支持下，近年来，中国利用世界卫生大会期间的平台，多次举办和参加技术会议，介绍中国经验。

在第67届世界卫生大会期间举办的“实施《国际卫生条例（2005）》、加强卫生安全”专题讨论会中，国家卫生计生委副主任王国强受邀介绍了中国应对人感染H7N9禽流感疫情的经验和体会，强调中国政府充分发挥跨部门、跨地区联防联控工作机制，加强信息沟通和统筹协调，加强临床救治，全力减少重症和死亡，并加强医疗机构早期诊断能力，强化早诊早治，加强疫情监测和风险评估，制定有针对性的疫情防控措施。

在第67—72届世界卫生大会期间，中国作为金砖国家成员，与巴西、印度、俄罗斯和南非共同组织召开“获得药品：发展中国家的挑战和机会”（第67届）、“金砖国家关于药品获得问题边会：药品获得性及贸易协定”（第69届）、“金砖国家努力实现卫生相关可持续发展目标——改善综合卫生服务提供系统”（第70届）、“走向终止结核病——金砖国家在联合国结核病高级别会议的筹备背景下努力实现全民健康覆盖”（第71届）等关于药品可及性、卫生服务提供和全民健康覆盖等主题的边会，并在边会中介绍中国作为一个发展中国家，为促进全民健康覆盖目标的实现，在药物和卫生服务改革方面的经验。

同时，在世界卫生大会期间，中国也积极组织或参与其他不同经济发展水平国家的边会，如“面向21亿人的全民健康覆盖：东盟与中日韩三国的经验教训”（第67届）、“疟疾逼人前行：面向实施新的世卫组织全球战略”（第68届）、“人人获得辅助技术”（第69届）、“为改善卫生系统和可持续发展，扩大获得紧急和基本外科、产科和麻醉护理”（第70届）、“将辅助技术纳入全民健康覆盖”（第71届）、“为实现全民健康覆盖由国家主导和国家自主作出的消除疟疾努力”（第71届）、“从初级卫生保健迈向全民健康覆盖和可持续发展目标”（第

72 届）等，从疟疾防控、辅助技术、医疗护理等方面分享促进全民健康覆盖和可持续发展目标实现的中国经验。

3. 支持中国举办多项全球卫生领域大会

全球卫生领域的大会和论坛是世界各国政府、非政府组织、全球卫生领域专家学者和企业等全球卫生治理参与者交流的重要平台，世卫组织多次为中国举办全球卫生领域大会和论坛提供支持。

2016 年 11 月 21 日至 24 日，中国与世卫组织在上海国际会议中心共同举办第九届全球健康促进大会，以“可持续发展中的健康促进”为主题，强调健康促进在全球可持续发展中的地位和作用，向世界展现中国在卫生发展、健康促进方面的经验和成果，研究并交流如何运用健康促进策略和方法推动实现“可持续发展目标”，实现“人人享有健康，一切为了健康”。李克强总理在致辞中全面深刻阐释了中国

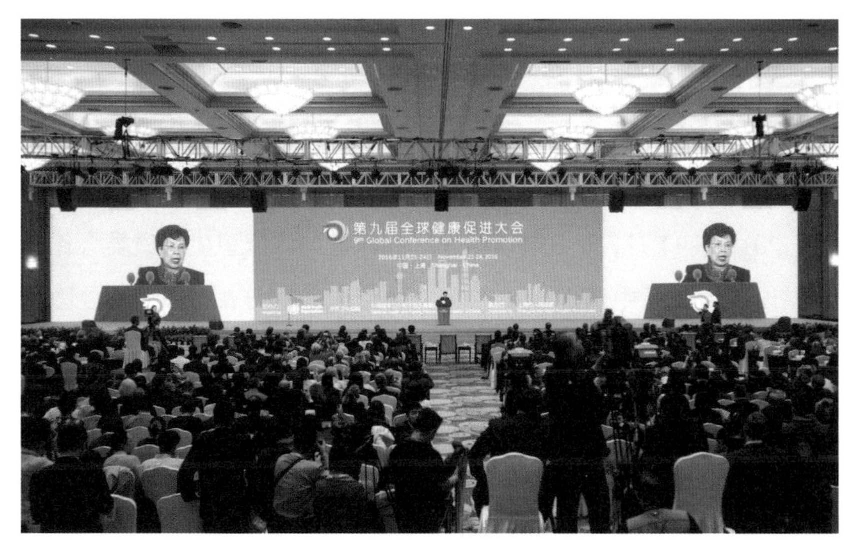

2016 年 11 月 21 日，第九届全球健康促进大会开幕式现场。

政府积极践行健康优先理念、维护人民健康的指导思想、实践经验，表示要构建全程健康促进体系、着力强基层、深化医药卫生体制改革和大力发展健康产业，并呼吁各国积极行动起来，共同构筑全面、公平、创新、融合的健康促进发展道路。

2019 年 6 月 10—12 日，博鳌亚洲论坛全球健康论坛首届大会在中国青岛市举办，世卫组织等国际组织提供了大力支持。世卫组织总干事谭德塞在大会上通过视频发表了主旨演讲，呼吁所有国家投资于全民健康覆盖，特别是初级卫生保健，采取政策和措施解决疾病的问题，改善经济、社会条件，改善人们的生活条件。他还呼吁在卫生体系的所有领域进行创新，造福全人类。此次大会融合了“实现全民健康”“创新促进健康”“健康融入所有政策”三大主题，并搭建了国内首个政商对话和产学结合的大健康领域顶层对话平台，促进了中国和世界大健康产业发展，加强了全球在大健康领域的交流与合作，也进一步扩大了中国在全球大健康领域的影响力和话语权。

4. 合作开展培训交流活动分享中国经验

世卫组织积极支持中国通过开展培训交流活动，分享中国卫生体制改革、疾病防控和医药研究方面的经验。

2019 年 11 月，世卫组织西太区办事处与国家卫生健康委合作，共同设计组织了中国卫生改革实施的跨国经验分享活动。蒙古国卫生部健康保险政策规划司司长和健康保险局副局长率领负责医疗保险、医疗服务和国际合作的 8 人学习团在世卫组织官员陪同下参加了这项跨国经验交流活动。在北京，中国专家和政府官员向学习团全面介绍了中国医疗改革情况，包括顶层设计、改革实施、医保制度、公立医院改革、基层医疗和分级诊疗制度建设，安排访问了北京三级公立医院，了解了医疗质量和成本控制措施，参观了远程医疗和日间医疗。接着，学习团赴福建三明市，实地考察具有医改特色的“三明模式”。学习团参观了三明市医保机构和市、区及县、乡、村医疗卫生单位，了解了医疗保险改革的进展，包括不同医保制度的整合、医保信息系统建设、支付制度改革、药品的定价和集中采购，预防、治疗、康复服务和基本公共卫生服务的提供，以及医保资金的管理。通过这些活动，学习团对中国医改有了较为直观的了解。

中国疾控中心国家寄生虫病预防控制所受世卫组织委托或与其合作，组织开展了多次关于预防和控制寄生虫病的磋商会议和培训讲习班。其中包括2017年5月召开的世卫组织西太区办事处加速消除亚洲血吸虫病专家磋商会，2018年6月举办的第四届消除热带病监测响应体系研讨会以及2018年9月举办的第一届世卫组织两区域

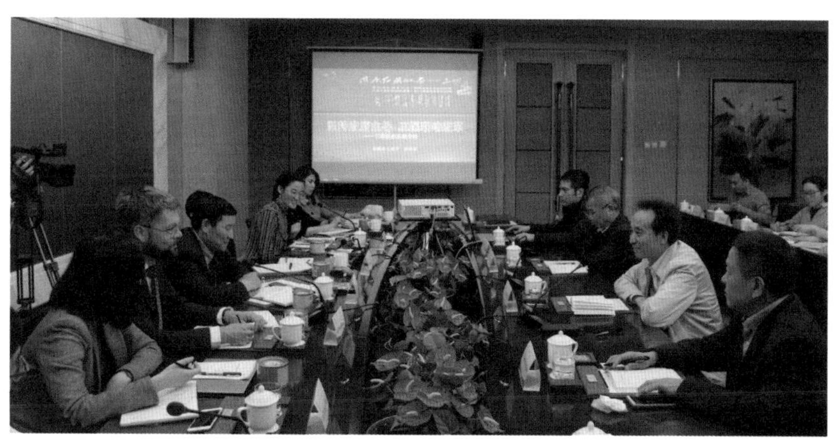

2019年12月，世卫组织西太区办事处和国家卫生健康委共同为蒙古国卫生部健康保险政策规划司和健康保险局主管官员设计组织了中国卫生改革的跨国经验分享活动，介绍中国医改的方向、举措、成就和面临的挑战。图为学习团在福建省三明市了解具有医改特色的“三明模式”。

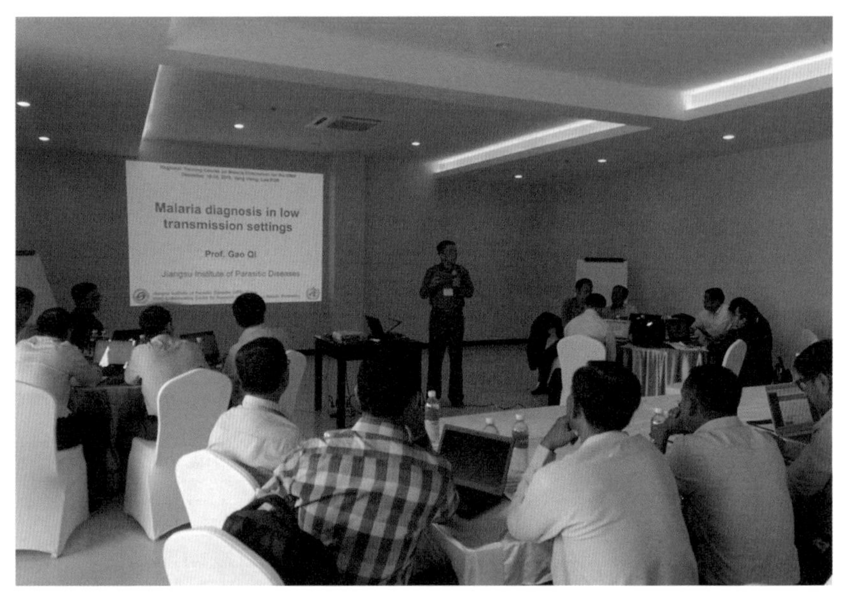

2018 年 12 月，江苏省寄生虫病防治研究所在老挝组织大湄公河次区域国家消除疟疾技术培训班。

国家疟疾镜检能力评估师资培训班。中国中医科学院中药研究所（世卫组织传统医学合作中心）于 2017 年 4 月 10 日至 6 月 3 日，为世卫组织西太区派遣的 4 位朝鲜学员进行了中药炮制和中药质量控制及标准培训，有效宣传和展示了中医药科研水平和成就，推广了中药研究技术方法。江苏省寄生虫病防治研究所（世卫组织消除疟疾研究和培训合作中心）于 2018 年 12 月 10—14 日与世卫组织和亚洲疟疾培训网络（ACTMalaria）在老挝万荣共同组织为期一周的大湄公河次区域国家消除疟疾技术培训班。

（五）

推动中国卫生援外，探索三方合作模式

为有效借鉴国际经验，提升援助效果，丰富援助方式，中国在尊重受援国意愿的前提下，与世卫组织等国际机构探讨开展优势互补的三方合作。在世卫组织等国际组织的支持下，2013年5月6—7日，中国和非洲国家卫生部门领导在博茨瓦纳首都哈博罗内举办“第四届中非卫生合作国际研讨会”，会议一致通过的成果文件《哈博罗内宣言》呼吁中非双方“继续与各国际组织一道开展中非合作。这些国际组织拥有支持中非卫生事业发展合作的重要经验、多样化能力和重要贡献。”2016年3月世卫组织非洲区主任 Matshidiso Rebecca Moeti 女士来华访问，她表示，世卫组织非洲区将积极支持中国在非洲开展热带病控制工作。因此，在卫生领域探索三方合作是中国、非洲和世卫组织的共同愿望。

1. 合作建设与发展非洲疾病预防控制中心

建设非洲疾病预防和控制中心是中非健康卫生行动的重点旗舰项目。2018年2月，来自中国疾控中心、世卫组织总部及非洲区办事处、非洲国家和美国疾病预防控制中心的专家参加了非洲疾病预防控制中心组织的关于国家公共卫生研究机构（NPHIs）的研讨会，讨论了加强非洲 NPHIs 的战略，并审查了建立 NPHIs 框架和评估能力的文件。

2018 年 11 月，为支持非洲疾病预防控制中心的发展，中国疾控中心在深圳和北京组织了“新发和再发传染病的分子诊断和病原体检测技术的培训项目”，世卫组织非洲区办事处的专家被邀请发表演讲。

2. 促进中国援建的塞拉利昂生物安全三级实验室可持续发展

西非埃博拉抗疫期间，中国援建了塞拉利昂—中国固定生物安全三级实验室，并开展技术合作项目。进入后埃博拉时期，为帮助实验室可持续发展，中国和世卫组织合作向塞拉利昂提供技术援助。世卫组织驻国家代表及专家应邀参加了 2018 年 6 月在弗里敦举行的塞拉利昂—中国技术合作二期项目专题会议和传染病防控领导力研讨会。

2019 年 5 月 29—30 日，世卫组织驻塞代表应邀参加中国疾控中心与塞拉利昂卫生部在弗里敦共同举办的全球卫生安全领导力和管理能力培训班，并就全球新发或再发传染病控制面临的挑战、现场流行病学培训、传染病监测数字化监测技术等内容进行了介绍。

3. 为中国援助坦桑尼亚疟疾和血吸虫控制项目提供技术支持和协调

2015 年 5 月，在英国国际发展署等资助下，中国疾控中心寄生虫病预防控制所开始在坦桑尼亚开展疟疾控制试点项目。世卫组织参与了项目的设计和评估，中方专家与当地专家在试点社区共同实施项目，分享中国消除疟疾“1-3-7”的工作规范，创新性地建立了适宜

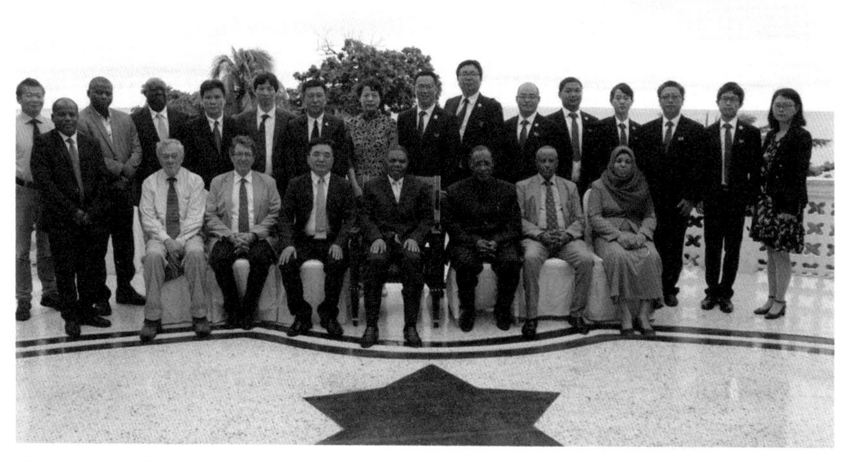

世卫组织支持中国在非洲开展血吸虫防控经验推广试点。2016年以来，中国、桑给巴尔、世卫组织三方合作在桑给巴尔开展血吸虫病防治合作项目，江苏省血吸虫病防治研究所为中方实施单位。图为2019年5月10日，桑给巴尔谢因总统同世卫组织项目评估专家组及中国援桑血吸虫病防治项目组合影留念。

坦桑尼亚当地社区的快速降低中高度流行区疟疾主动监测与强化治疗干预模式（1,7-mRCT）。在试点社区建立流动镜检站并引入电子报告系统，改善疟疾病例的诊断、治疗和疫情报告；培训试点社区的临床医生、卫生服务人员和试点地区志愿者，提高疟疾病例管理技能和疟疾防控能力。项目实施两年，干预社区的疟疾负担明显降低，疟疾感染率下降了70%以上。试点项目为中国对外援助模式创新和坦桑尼亚政府未来制定疟疾控制和消除的战略规划提供了有益的案例。根据这一试点效果和经验，中国疾控中心寄生虫病预防控制所计划与坦桑尼亚国家疟疾控制项目署、世卫组织总部、世卫组织驻国家代表处及其他国际组织一起，继续组织实施中坦疟疾防控合作示范项目，扩大推广试点项目成果。

2014 年 5 月 21 日，国家卫生计生委副主任王国强与世卫组织总干事陈冯富珍、坦桑尼亚桑给巴尔卫生部长 Juma Duni Haji 在日内瓦共同签署了关于三方合作在桑给巴尔开展血吸虫病防治的谅解备忘录。中国政府提供资金和技术，世卫组织提供技术支持和组织协调，江苏省寄生虫病防治研究所具体实施，在桑给巴尔开展灭螺与血吸虫病传播控制方法和战略的评价和研究，探索和实施适合当地的血吸虫病防治策略，推动桑给巴尔最终实现消除血吸虫病的防治目标。2019 年 5 月 10 日，坦桑尼亚桑给巴尔总统府召开中国援桑血吸虫病防治技术合作项目外部评估反馈会，世卫组织评估专家组组长德科 · 恩格斯（Dirk Engels）表示，项目试点地区已经全面实现既定目标，示范区血吸虫病人群感染率从之前最高的 8.92%，下降至 0.64%，项目取得了很大的成功，将成为其他非洲国家学习的典范。

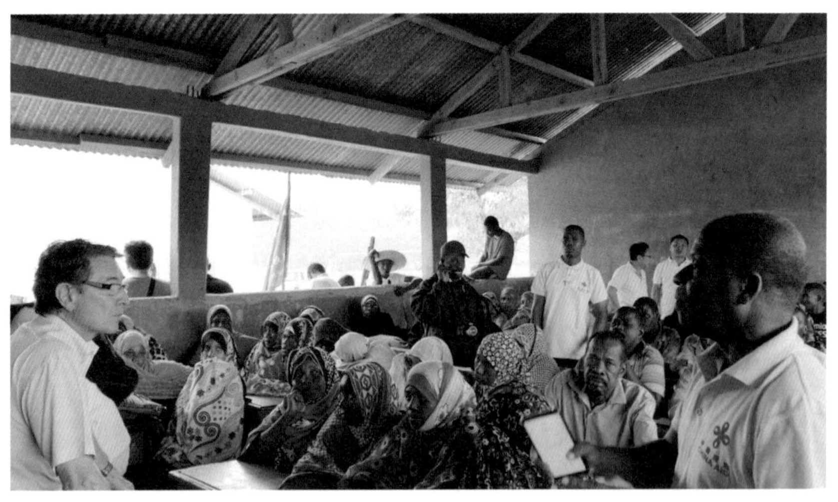

中国在桑给巴尔开展新型血吸虫病综合防控策略及关键技术评价和研究，探索和实施适合当地的血吸虫病防治策略。世卫组织牵头组织专家组于 2019 年 5 月 4 日起进行为期 10 天的项目评估。图为中国援桑血吸虫病防治技术合作项目外部评估专家组询问社区居民项目实施情况。

支持中国实施卫生相关国际框架及协定

为了应对健康问题的全球化，世卫组织各成员国共同磋商制定并签署了多个卫生相关的国际框架与协定，如《烟草控制框架公约》《国际卫生条例》《大流行性流感防范框架》《病毒性肝炎感染的预防与控制：全球行动框架》等。

世卫组织为中国实施卫生相关国际框架和协定提供了多方面的支持与协助。2018 年，世卫组织驻华代表处邀请全国企业参加“你的权利，我的责任”活动，倡导杜绝工作场所吸烟，保护员工健康，以帮助中国创建《烟草控制框架公约》要求的无烟环境。世卫组织与国家卫生健康委密切合作，开展有效沟通，监控全球流感活动并评估相关的流感大流行风险，提升中国及全球应对潜在威胁的能力，加强《国际卫生条例（2005）》核心能力建设，支持《大流行性流感防范框架》在中国的实施。为支持中国实现国际社会设定的“到 2030 年乙肝和丙肝患者的诊断率达到 90%、患者的治疗率达到 80%”的全球肝炎目标，世卫组织驻华代表处与中国国家医疗保障局合作，倡导提高药品的可及性和可负担性，并为完善政策和行动计划提供战略性建议。

（七）

合力加强中国全球卫生人才队伍建设

中国要提高参与全球卫生治理的能力，必须加强全球卫生人才队伍建设，突破人才瓶颈，做好人才储备，提供有力的人才支撑。中

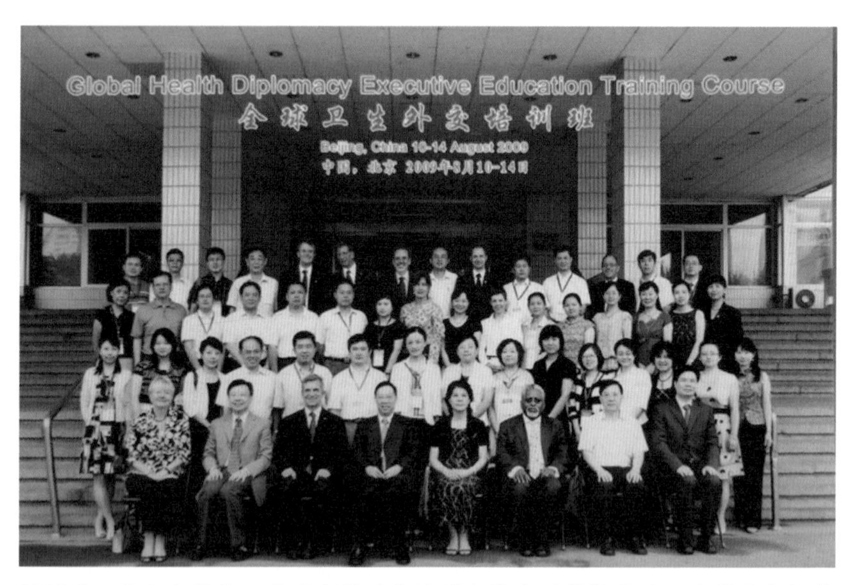

2009年，北京大学和日内瓦高等研究院联合举办了首期全球卫生外交高级培训班。图为开班时中国卫生部副部长黄洁夫（前排左四）、北大常务副校长、医学部常务副主任柯杨（前排右四）、瑞士国务大臣 Thomas Zeltner（前排左三）和世卫组织驻华代表处高级项目官员 Cristobal Tunon（前排右三）与中外教员和学员合影。

国全球卫生领域的人才队伍建设从短期培训班起步。从 21 世纪第一个十年中期开始，越来越多的中国高校举办多种以全球卫生为主题的培训班。世卫组织把支持中国全球卫生人才队伍建设，特别是全球卫生外交人才的培养作为与中国在全球卫生领域合作的一项重要活动。

2009 年至 2016 年，北京大学和日内瓦高等研究院每年联合举办一期全球卫生外交高级培训班。培训班不仅针对中国学员，还吸收亚太地区、非洲地区和金砖国家学员参加。八期培训班共接收来自 20 多个国家的近 300 名学员。培训班得到了国家卫生计生委、英国国际发展部以及世卫组织的支持。2010 年，世卫组织总干事陈冯富珍为培训班发来视频致辞，世卫组织的专家学者多次在全球卫生外交培训班中担任外方师资。有的培训班还得到世卫组织西太区办事处的资金支持。

八

支持中国医疗产品资格预审和在海外的本地生产

支持中国生产可负担、高质量的卫生产品，为全球卫生作贡献，是世卫组织与中国合作的重点领域之一。实施策略包括支持中国能力建设，使中国药品和生物制品通过世卫组织资格预审，以及支持中国向发展中国家转让适宜卫生技术。

世卫组织在北京等中国多个城市为中国医疗产品制造商举办了一系列的讲习班和一对一的磋商会，为药品、疫苗和医疗器械的资格预审程序提供了技术支持。2013 年 1 月至 2020 年 6 月，中国已有 26 种药品制剂（FPP）和 50 种活性药物成分（API）通过世卫组织资格预审。

世卫组织积极支持中国企业赴非洲开展药品本地化生产，提高药品在非洲的可及性。2018 年 9 月，世卫组织总干事谭德塞博士访问中国期间，世卫组织驻华代表处组织了关于获取基本药物和保健商品以及促进非洲当地生产的高级别政策圆桌会议。来自中国各部委的高级官员、非洲国家的代表、中国商会的领导人、中国医疗保健行业的高管以及世卫组织的密切国际伙伴（如非洲联盟、联合国工发组织、全球基金等）参与了此次会议，并进行了富有成果的讨论，内容包括通过支持本地生产和加强公共卫生体系来改善质量可靠的医疗产品的获取途径。

第六章

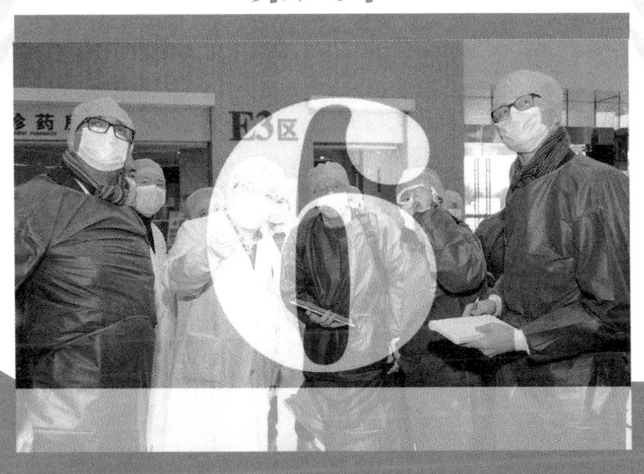

中国与世卫组织：共同抗击新冠肺炎疫情

2020年

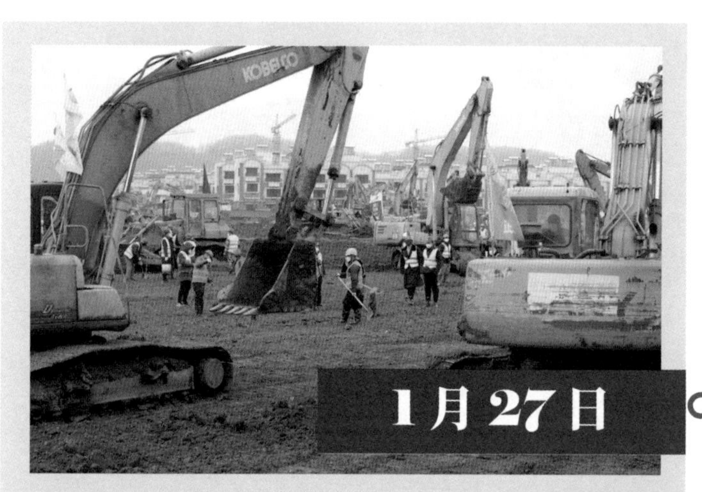

1月27日

位于武汉市蔡甸区知音湖大道的火神山医院建设现场，建筑工人正紧张施工中。

2月26日

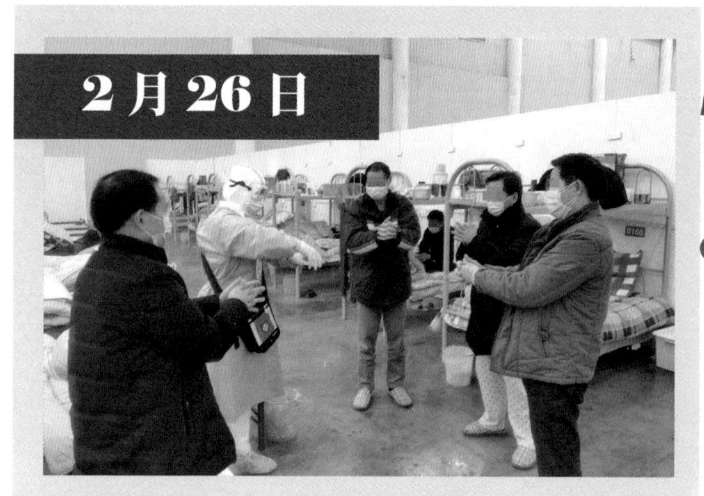

武汉汉阳方舱医院内，医护人员向患者示范洗手消毒要领。

3月2日

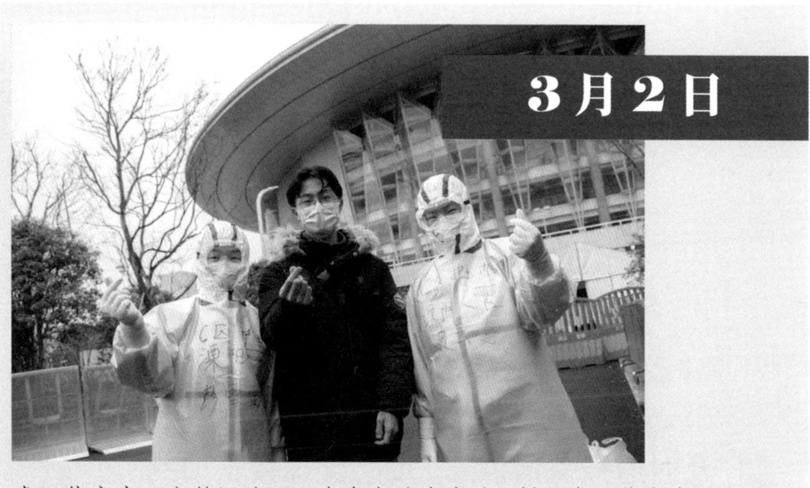

武汉体育中心方舱医院164名患者治愈出院，创下武汉体育中心方舱医院运行以来的出院人数最高纪录。截至3月2日18点，武汉体育中心方舱医院累计收治1056人，累计出舱596人。

3月8日

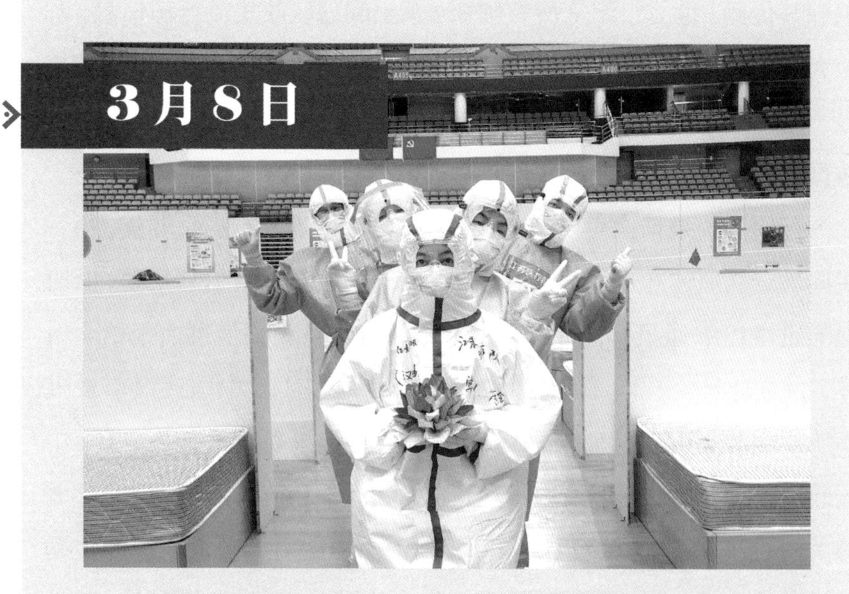

上午，湖北武汉开发区体育中心方舱医院正式休舱，江苏援鄂医疗队队员在门外拍照留念，告别他们战斗了一个月的阵地。

一

及时通报疫情信息，主动分享抗疫经验

1. 及时通报疫情信息，助力全球疫情研判

《国际卫生条例（2005）》明确规定，向世卫组织报告可能构成国际关注的突发公共卫生事件是缔约国的法律责任。为了持续地、全面地进行全球监测，开展流行病学分析和风险评估，预测疾病暴发并跟踪其传播，世卫组织从所有国家、领土和地区收集流行病信息，利用大数据工具、多源数据融合以及人工智能等手段，建设开源疫情情报（EIOS）数据平台，并通过动态仪表板、每日疫情报告和可下载的数据提取等多渠道共享收集的疾病监测信息。

新冠肺炎疫情发生以来，中国第一时间开展流行病学调查，第一时间确定病原体和进行病毒基因序列分析，并将疫情信息主动、及时地向世卫组织通报，继而通过世卫组织平台将相关信息播报给全世界，为全球抗疫拉响了警报。2019 年 12 月 27 日，中国武汉市发现不明原因肺炎病例。12 月 30 日，国家卫生健康委获悉有关消息。中国政府高度重视，立即采取行动，开展病因学和流行病学调查，部署相关防控工作。2020 年 1 月 3 日起，中国开始定期向世卫组织主动通报疫情信息，包括病例数量及其临床特征、应对措施情况等。1 月 9 日，中国向世卫组织分享了病原学鉴定取得的初步进展，初步判断

疫情由一种新型冠状病毒引起。世卫组织肯定了在短时间内初步鉴定出新冠病毒的这一成就。1 月 10 日，国家卫生健康委主任马晓伟、中国疾控中心主任高福分别与世卫组织总干事谭德塞就疫情应对处置展开工作通话。1 月 11 日起，中国每日向世卫组织等通报疫情信息。同时，国家卫生健康委和世卫组织建立了定期沟通交流机制，每周会面就疫情发展中的重要问题进行沟通与磋商。1 月 12 日，中国与世卫组织分享了新冠病毒基因组序列信息，并在全球流感共享数据库（GISAID）发布，与全球共享。世卫组织表示，中国共享的基因组测序结果促进了诊断检测的快速开发，并最终指导了疫苗的研发。

对于中国及时的、不断更新的疫情通报信息，世卫组织十分重视。

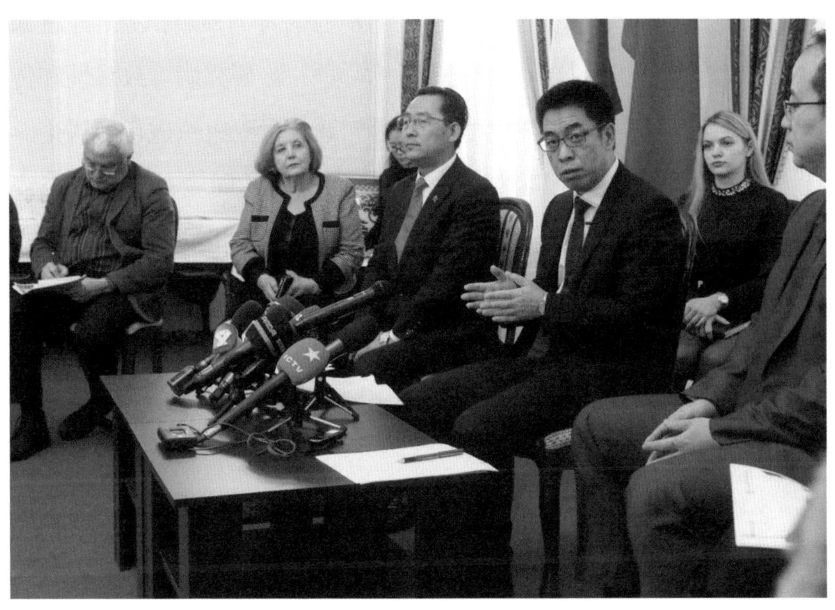

2020 年 2 月 7 日，中国驻乌克兰使馆在基辅就新冠肺炎疫情举行媒体见面会，通报中国抗击疫情最新情况。

1月10—12日，根据暴发的疫情是由新冠病毒引起的信息，世卫组织借鉴应对SARS和MERS冠状病毒的经验，迅速发布了一整套临时的综合性技术指南。此后，世卫组织继续利用中国通报的相关信息，并调动来自世界各地的专家审查收集到的所有证据，不断增订和更新技术指导，供全球卫生工作者，包括医疗卫生机构的卫生保健管理人员、感染防控人员参照使用。

1月20日，国家卫生健康委组织高级别专家组召开记者会，通报"人传人"现象存在。1月20—21日，世卫组织驻华代表处和西太区办事处的专家对武汉进行短暂的实地考察。在考察总结中，世卫组织表示，中国专家分享的包括病例定义、临床管理和感染控制在内的一系列规程，将被用于国际指南的制定。1月27—28日，由总干事谭德塞率领的世卫组织高级代表团抵达北京，与中国政府官员及卫生专家会面。期间，中国分享了所掌握的新冠病毒的最新信息，并就如何在武汉和其他省份控制疫情开展合作、进一步研究病毒致病性和传播力，以及继续共享数据和生物材料等问题与世卫组织进行了讨论。双方均同意尽快组织国际专家来华，协助中国共同应对新冠肺炎疫情，并提升世卫组织对新冠肺炎疫情的了解，用以指导全球层面的应对。1月22日和1月30日，世卫组织突发事件委员会两次开会，中国应邀参加会议并分享了疫情最新进展和所采取的风险管理措施，为世卫组织最终宣布新冠肺炎疫情构成国际关注的突发公共卫生事件提供了重要的一手资料。

2月10日，国家卫生健康委、中国疾控中心等机构与中国—世卫组织联合专家考察组先遣队、世卫组织驻华代表处合作，按1月底商定的考察组访华计划，完成了为期五天的准备工作。2月16—24日，由来自中国、德国、日本、尼日利亚、韩国、俄罗斯、新加坡、美国和

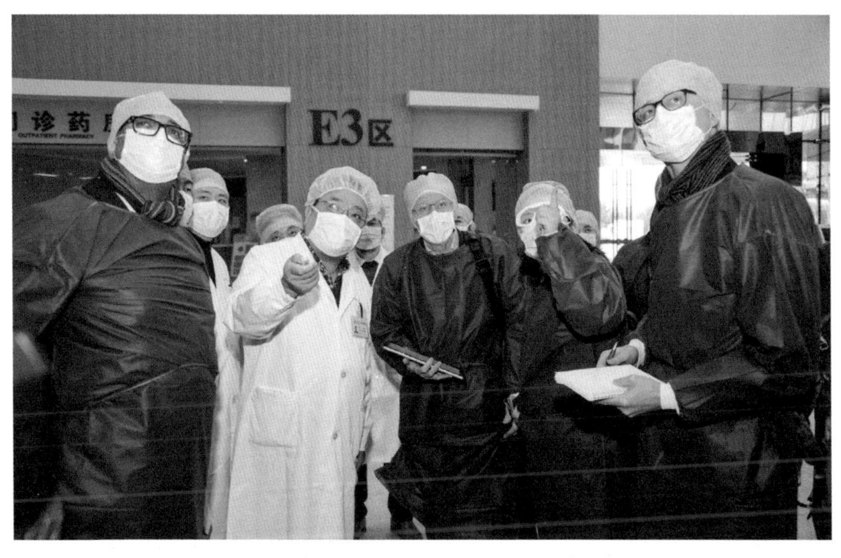

2020年2月22日至23日，中国—世卫组织新冠肺炎联合专家考察组在湖北省开展现场调研。图为2月23日，联合专家考察组在武汉同济医院（光谷院区）现场调研。

世卫组织的25名专家组成的中国—世卫组织联合专家考察组，对北京、成都、广州、深圳和武汉等地进行了为期9天的实地考察调研，对新冠病毒引起的疾病严重性、传播动力因素，以及中国采取的控制措施进行了评估。2月24日，联合专家考察组在北京举行新闻发布会，表示中国采取了前所未有的公共卫生应对措施，在减缓疫情扩散蔓延，阻断病毒的人际传播方面取得明显效果，已经避免或至少推迟了数十万新冠肺炎病例。根据中国的做法和经验，联合专家考察组外方组长布鲁斯·艾尔沃德强调，为减少新冠肺炎造成的疾病和死亡，近期的准备计划必须包括大规模实施高质量的非药物公共卫生措施，例如病例发现和隔离、接触者追踪和监测/隔离以及社区参与。还对出现新冠肺炎输入性病例和/或疫情的国家、未受感染的国家、公众

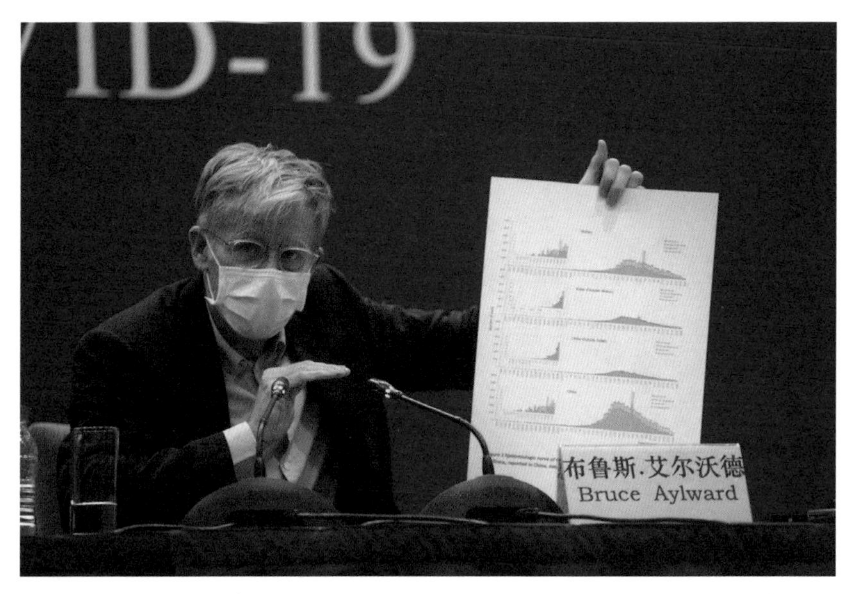

2020 年 2 月 24 日，中国—世卫组织新冠肺炎联合专家考察组结束对中国为期 9 天的考察后，在京举行新闻发布会。图为世卫组织总干事高级顾问布鲁斯·艾尔沃德在新闻发布会上介绍考察情况以及对中国和全球疫情防控提出建议。

和国际社会分别提出了重要建议。2 月 29 日，世卫组织发布了《中国—世卫组织新型冠状病毒（COVID-19）联合考察报告》，为各国采取新冠肺炎疫情控制措施提供参考，并赞扬中国面对未知病毒采取了历史上最勇敢、最灵活、最积极的防控措施。

中国对疫情信息的及时通报，为世卫组织和国际社会研判形势、评估风险提供了基础性支持。2 月 24 日，英国《柳叶刀》杂志刊发世卫组织总干事谭德塞与世卫组织首席科学家斯瓦米纳坦共同署名的文章，认为中国医生在流感季节迅速识别出新冠病毒，并通过全球科研网络与国际同行共享新冠病毒基因组测序信息等为后续科研工作奠定了基础，不但为其他国家争取了宝贵时间，还为国际科学界共同应对这一疫情“铺平了道路”。

2. 主动分享中国经验，应邀提供医疗援助

进入 2020 年 3 月后，疫情在全球肆意蔓延。而在中国，疫情曲线已经基本平缓。随着对病毒认识的不断深化、防控救治经验的积累和抗疫的进展，中国通过主动参与世卫组织举办的新冠肺炎疫情信息通报会、国际专家网络会议、区域和国家间疫情防控交流会等国际会议和设立开源疫情防控信息网站、向有关国家提供医疗援助等方式，毫无保留地与国际社会分享抗疫经验，对全球抗疫提出技术建议。

3 月 12 日，中国与世卫组织在北京以视频连线方式举办新冠肺炎防治中国经验国际通报会。有关国家驻华使馆和国际组织代表参加会议，世卫组织西太区与有关国家代表通过视频远程参会。会议中，中国专家和一线医护人员介绍了中国抗疫的经验和做法，并同世卫

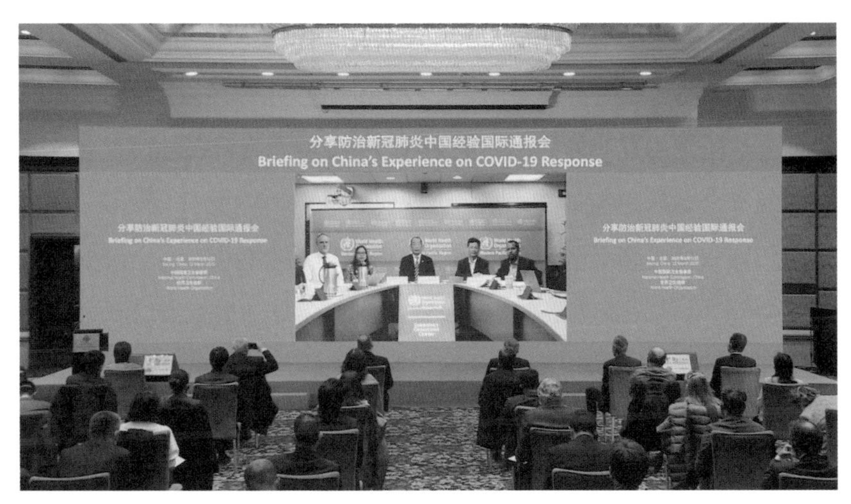

2020 年 3 月 12 日，世卫组织西太区主任葛西健和西太区官员参加视频会议。

组织共同发布了最新诊疗方案和防控方案的英文版本。世卫组织总干事谭德塞发来视频致辞，对中国防控新冠肺炎疫情的经验表示充分肯定，并对中国支持国际新冠肺炎防控的做法表示由衷感谢。3月27日，世卫组织举行新冠肺炎疫情信息通报会，来自俄罗斯、巴西、埃及、卡塔尔等多个国家的500余人在线参加了会议。国家卫生健康委主任马晓伟通过视频连线参会，在会议中分享了中国的抗疫经验，并就其他国家提出的问题作出回答，多国代表表示从中国经验中获益良多。

疫情发生以来，世卫组织召集了多种形式的国际专家网络会议。其中，全球卫生领导者视频会议（Global Health Leaders Call）是世卫组织于2020年2月建立的每周一次的例会制度，该会议由世卫组织卫生紧急项目负责人迈克尔·瑞安主持，总干事出席，各国卫生领域领导者或有影响的专家参加。该会议制度创立以来，中国疾控中心主任和首席流行病专家坚持参会，先后在会议中介绍了中国早期新冠肺炎流行特征及防控策略、中国疫苗研制现状、北京新发地新冠肺炎疫情情况、中国复工复产策略等，并围绕无症状感染、长期检测阳性现象、疾病高病死率等问题阐述了中国做法。此外，中国专家还积极参加全球范围内开展的各类专业会议，包括血清流行病学调查会议、新冠病毒全球研究与创新论坛、全球应急准备监测委员会会议、全球疫情预警和反应网络电话会议和疫苗研发电话会议等，在会议中与国际社会分享信息、交流经验。部分专家直接参与到世卫组织新冠病毒“科研路线图”、基因测序指南、新冠病毒药物治疗指南等相关技术文件的制定，贡献专业智慧。

3月3日，在世卫组织新闻发布会上，其紧急卫生事务项目技术主管玛丽亚·范·科霍夫博士表示，希望中国就新冠肺炎疫情的病例追踪、病人管理、医院筹备等经验，与更多的国家进行直接的交流。响应世卫组织号召，3月24日，中国同拉美和加勒比国家举行新冠肺炎疫情专家视频交流会，世卫组织、联合国儿童基金会、泛美卫生组织、美洲开发银行等4个国际和地区组织代表与会，拉美和加勒比地区与中国建交的全部国家以及尼加拉瓜等25国约200名官员和专家参会。会中，中国专家全面介绍了中国疫情最新发展形势和防控、诊疗等方面的措施和经验，参会各国对中国采取的有力防控措施、取得的积极成效和协作精神表示赞赏。6月17日，中国、南非、塞内加尔共同发起中非团结抗疫特别峰会，共商团结抗疫大计。世卫组织总干事谭德塞在当日的例行新闻发布会上表示，中非团结抗疫特别峰会对于加强双方团结和共同应对新冠肺炎疫情至关重要，感谢中国

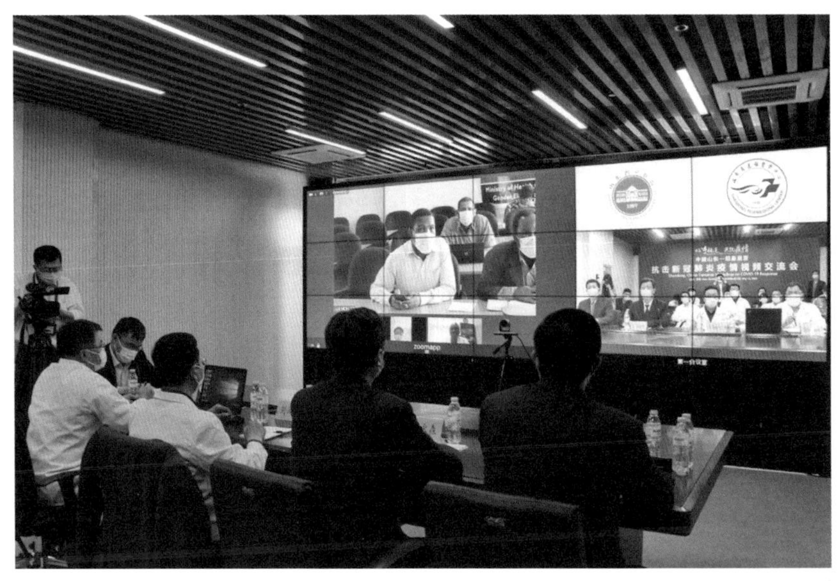

2020年5月12日，中国山东—坦桑尼亚抗击新冠肺炎疫情视频交流会在济南举行。

向非洲提供的支持。据不完全统计，自疫情发生以来，中国与东盟、欧盟、非盟、亚太经合组织、加勒比共同体、上海合作组织等国际和地区组织，以及与韩国、日本、俄罗斯、美国、德国等100多个国家，开展了上百场跨国视频专家会议，得到世卫组织的高度认可。

除直接参加国际交流会议外，中国还通过搭建开源疫情信息交流平台和分享技术文件，向国际社会传递中国经验。早在3月底，中国就已开设了向所有国家开放的新冠肺炎疫情防控网上知识中心，通过开源网站向国际社会提供中国最新的诊疗方案、防控方案等技术文件，知名专家经验分享的实况录像和培训视频，以及最新的研究成果和科普内容。同时，国家卫生健康委还将诊疗和防控方案进行汇编并翻译成3种文字，分享给全球180多个国家、10多个国际和区域组织参考。截至2021年1月初，中国的诊疗方案已更新发布到第八版、防控方案已更新发布到第七版。另外，由中国媒体开设的“全球疫情会诊室”“全球抗疫中国方案”等栏目，也为各国开展经验交流搭建了平台。

除此之外，中国还通过派遣医疗队的形式，为各国抗疫提供实地支持。2020年2月29日，中国应邀向伊朗派出医疗专家组，协助伊朗进行疫情防控工作。在3月3日召开的世卫组织新闻发布会上，有关中国专家前往伊朗成为关注的焦点之一。对此，世卫组织紧急项目负责人表示，中国与其他国家分享疫情经验是一个极好的例子，它展示了疫情面前相互团结的重要作用，世卫组织对此表示欢迎及感谢。此后，中国又陆续向伊拉克、意大利、塞尔维亚、柬埔寨等多国派出了医疗专家组。早在2020年5月底，中国就已向有需要的27个国家派出了29支医疗专家组，指导长期派驻在56个国家的援外医疗队协助驻在国开展疫情防控工作，向驻在国民众和华侨华人提供技术咨

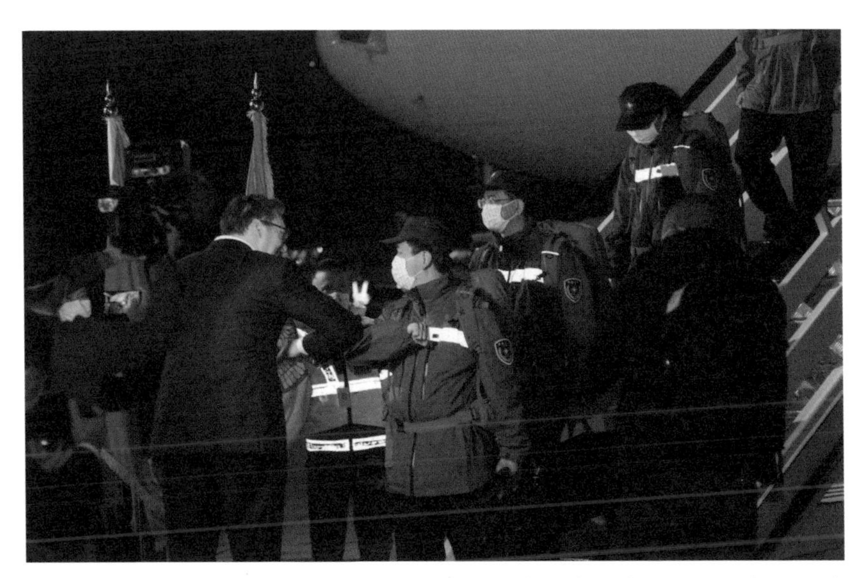

2020 年 3 月 21 日，中国援助塞尔维亚抗疫医疗专家组成员抵达塞尔维亚首都贝尔格莱德，前来迎接的塞尔维亚总统武契奇（左）与中国医疗专家“碰肘”致意。

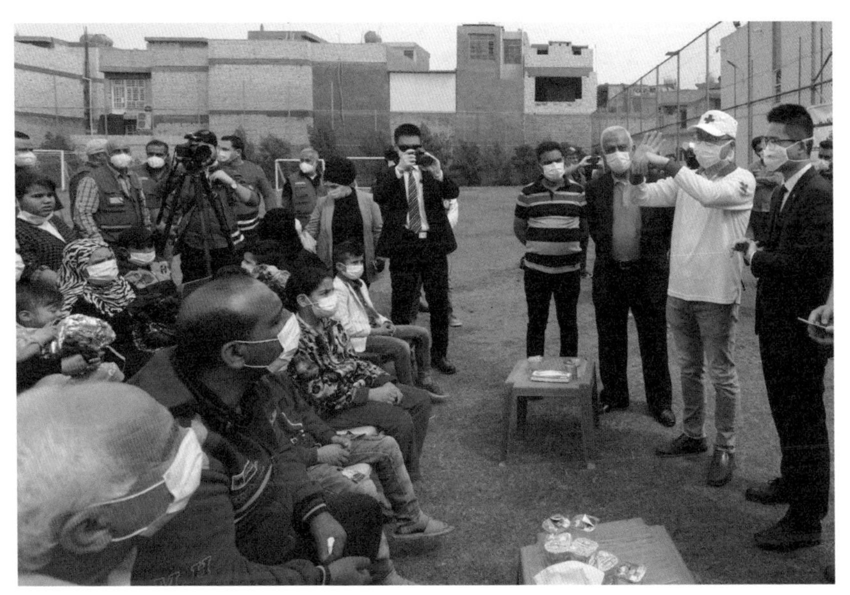

2020 年 3 月 16 日，中国医疗专家在伊拉克首都巴格达向当地人员展示科学的洗手方法。

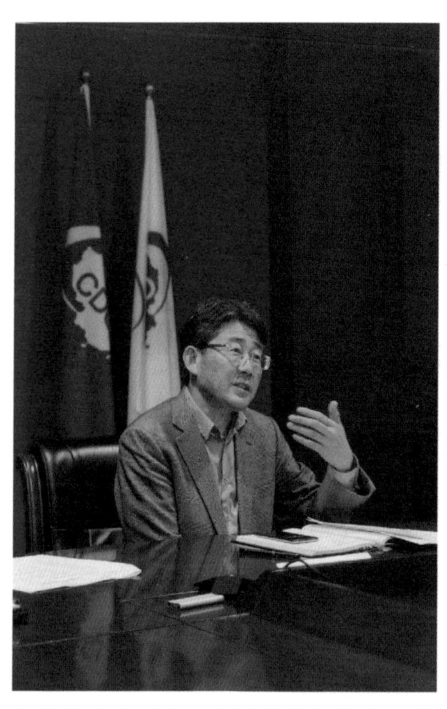

自疫情发生以来，中国专家积极参加世卫组织以多种形式召集的国际专家会议，分享中国新冠肺炎流行特征、防控策略，疫苗研制，降低高病死率措施和中国复工复产的策略。图为中国疾控中心高福主任参加世卫组织西太区新冠肺炎高级别专家视频会并发言。

询和健康教育，举办线上线下培训400余场。到2021年1月初，中国已向34个国家派出总共36支医疗专家组。中国及时的早期援助及后期的持续发力为多国抗疫提供了巨大帮助。

另外值得注意的是，中国是最早从进口冷藏食品中发现新冠病毒的国家。早在2020年6月北京新发地疫情溯源中，中国就在相关进口冷链食品表面，通过基因测序得到了覆盖55%的基因组序列，提示进口的冷链食品可能是新冠病毒的传播载体。2020年10月17日，中国疾控中心发布消息称，在对青岛疫情的溯源调查中，在进口冷冻海鲜外包装上分离到新冠活病毒。这是国际上首次在冷链食品外包装上分离到新冠活病毒，并证实接触新冠活病毒污染的外包装可导致感染。对于以上信息，中国及时与世界进行分享，并根据疫情防控需要，修改和调整了防控策略。2020年11月27日，国家卫生健康委下发关于进一步做好冷链食品追溯管理工作的通知。通知要求，要强化信息通报和应急处置，由海关总署和市场监管总局组织协调，确保各地海关与市场监管部门对接重点冷链食品进口相关信息，各地市场监管部门接到重点冷链食品新冠病毒检测阳性通报后，立即利用省级平台对同批次食品的流向进行溯源倒查和精准定位，并利用国家平台上报关键信息，迅速组织力量开展排查核实。中国严谨有序的行动确保了境内发生疫情的可追溯性，也为世界各国关注并应对这一问题作出了有效示范。

二

提供抗疫防护物资，参与全球供应网链

1. 及时提供紧急抗疫物资，助力缓解全球抗疫物资短缺

随着新冠肺炎患者的不断增加，全球范围内感染预防和控制用品、个人防护设备、诊断测试、治疗及临床支持工具等抗疫物资出现严重短缺。2020 年 2 月，世卫组织总干事谭德塞就发出警告说：“世界正面临着个人防护装备市场的严重紊乱。需求比正常水平高出 100 倍，而价格则高出 20 倍。”为了向各国抗击疫情提供物资保障，世卫组织呼吁全球合作，并在协调全球抗疫产品的生产、配送、筹资和公平分配等方面采取了一系列行动。

中国最先受到疫情的大范围影响。疫情初期，武汉市医疗防护物资极度短缺、供需严重失衡。在政府强有力的领导下，中国充分发挥其作为“世界工厂”所具备的制造业门类全、韧性强和产业链完整配套的优势，全力保障上下游原料供应和物流运输，确保疫情防控物资的大规模生产与配送。同时，通过其他行业企业迅速调整转产，有效扩大了疫情防控物资的生产供应。仅用约 3 个月的时间，中国的医用物资保供就实现了从“紧缺”到“紧平衡”“动态平衡”“动态足额供应”的跨越式提升。以口罩为例，2 月初，中国医用非 N95 口罩、

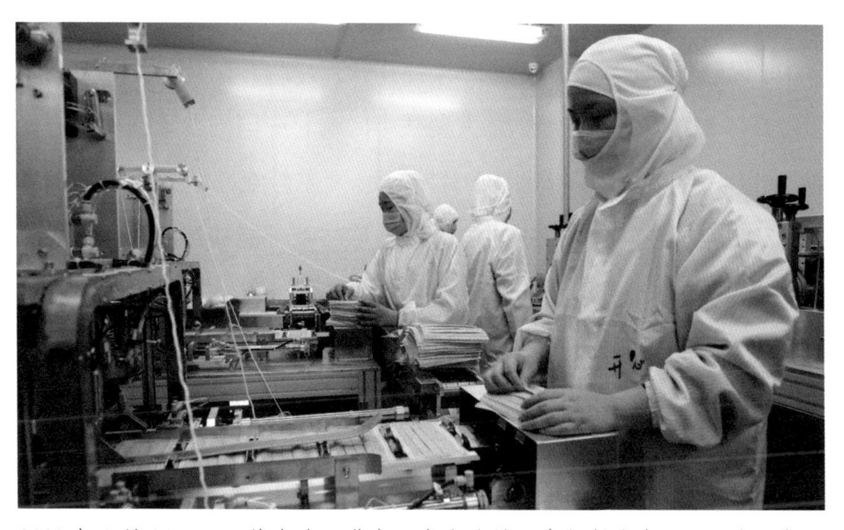

2020 年 3 月 16 日，江苏省连云港市一家企业员工在加紧生产口罩。连日来，江苏省连云港市积极开辟“绿色通道”，鼓励支持符合防疫物资生产条件的企业改造、新增生产线，加班加点生产口罩、防护服等防疫物资，保障市场供应，助力新冠肺炎疫情防控。

医用 N95 口罩日产量分别为 586 万只和 13 万只，到 4 月底分别超过 2 亿只和 500 万只，日产量增长倍数分别达 34.1 倍和 38.5 倍。

在此背景下，中国响应世卫组织团结抗疫号召，在以最快的速度、最短的时间满足本国医用物资需求的同时，积极响应国际社会需求，通过无偿援助、政府协助采购、企业直接商业采购等多种形式，向多个国家和国际组织提供了所急需的抗疫物资，“中国制造”成为全球抗疫斗争源源不断的“补给线”。总的来说，中国提供抗疫物资具有如下特点：

第一，反应及时、行动迅速。中国政府在国际疫情发展之初就开始向多国提供医疗物资援助，这一“雪中送炭”的举措受到了国际社会广泛称赞。其中，3 月 12 日，中国首批抗疫医疗专家组抵达意大利首都罗马时，就带来部分中国捐助的医疗物资。对此，意大利政要、媒体和网友频频点赞，意大利某小区响起中国国歌《义勇军进行曲》，以表示对中国的感谢。3 月 15 日，塞尔维亚总统武契奇宣布塞尔维亚进入紧急状态，并向中国求助，称“唯一能够帮助塞尔维亚的是中国”。中国第一时间作出回应，首批物资连夜运抵贝尔格莱德，这是塞尔维亚收到的第一批来自国外的防疫物资援助。对此，武契奇表示“我们为双方的友谊感到自豪，我们永远不会忘记中国朋友的

2020 年 4 月 6 日，中国援助 18 个非洲国家的抗疫物资运抵加纳。这批物资将中转运往其他 17 个国家，以帮助当地抗击新冠肺炎疫情。图为在加纳首都阿克拉的科托卡国际机场举行的物资交接仪式上，中国驻加纳大使馆相关人员与接受援助的国家的代表合影。

中国政府紧急援助非洲抗疫物资
China-Aided Medical Supplies to Africa Fighting Covid-19

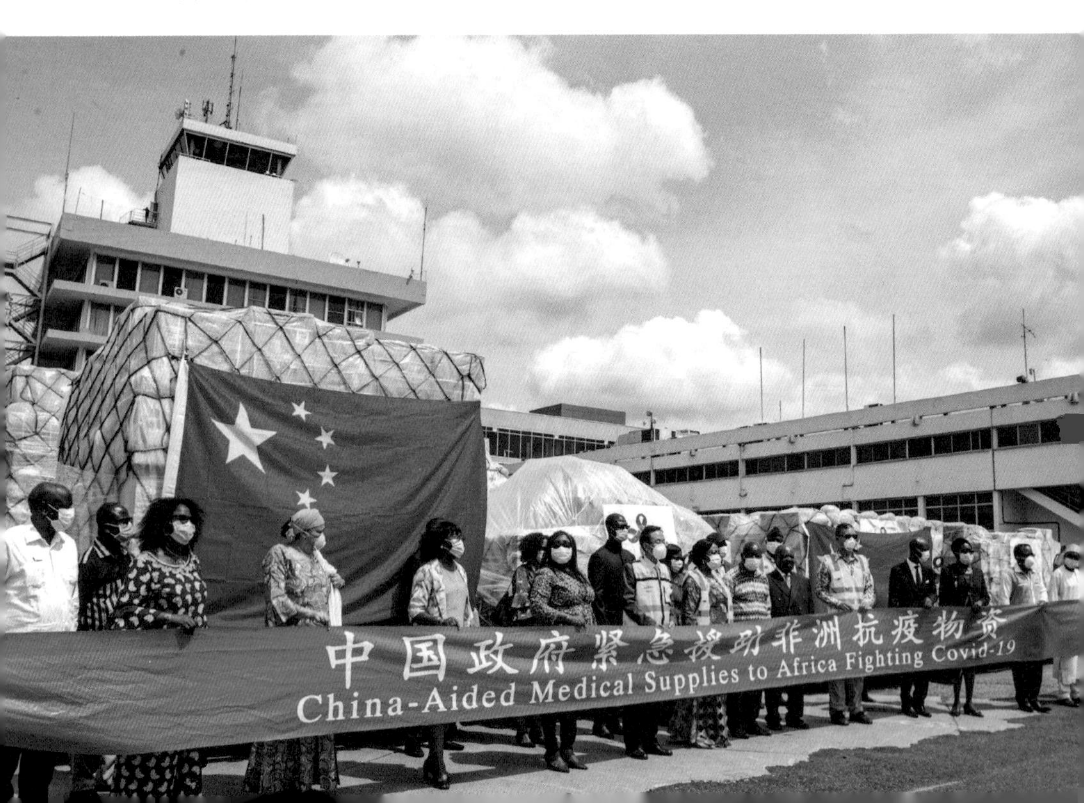

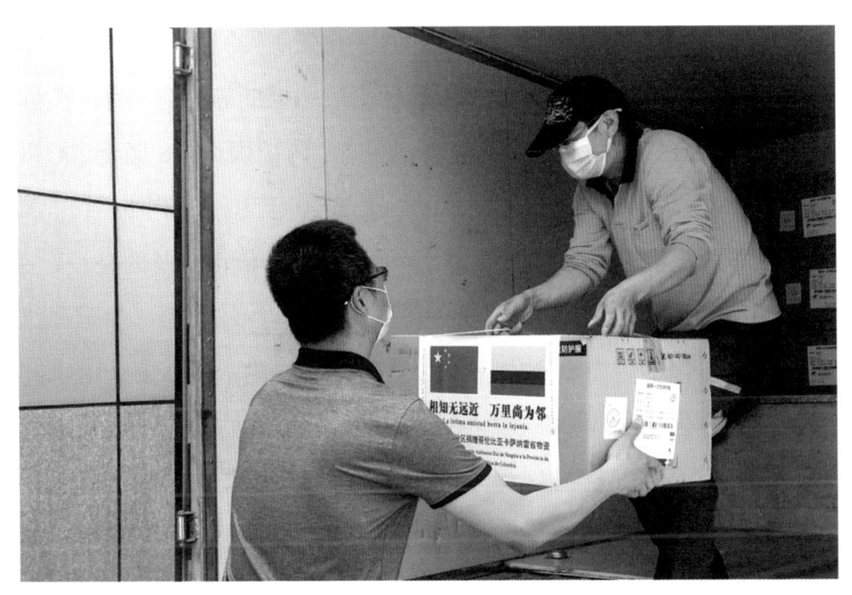

2020年6月9日，由宁夏回族自治区向哥伦比亚卡萨纳雷省捐赠的500件医用一次性防护服、1000只医用颗粒物防护口罩、15000只一次性医用口罩等防疫物资从银川启运，助力当地新冠肺炎疫情防控。

帮助”，并在推特上发出一张中塞两国国旗相交融的图片，再次表达对中国的感谢。次日，来自中国的30万只口罩运抵比利时列日机场，这也是比利时首次得到大规模外来援助。仅至2020年3月18日，中国政府就已向巴基斯坦、老挝、泰国、伊朗、韩国、日本等国和非盟交付了医疗防护物资援助，并已宣布对意大利、法国、西班牙等几十个国家提供力所能及的抗疫物资援助。

第二，援助范围广、供给体量大。据相关数据显示，截至2021年1月底，中国已向150多个国家和13个国际组织提供抗疫援助，协助200多个国家和地区完成在华市场化采购，共向国际社会提供了价值约4385亿元人民币的主要防疫物资，包括超过2200亿只口罩（相当于为中国以外的每个人提供了近40只口罩）、23亿件防护服和10亿人份检测试剂盒等。其中，中国通过出口和捐助等渠道累计向美国提供口罩420多亿只、外科手套9亿多双、防护服约7.8亿套、护目镜约5066万副、呼吸机近1.6万台；至2020年10月，向53个非洲国家和非盟提供各类防疫物资超过400吨。另外值得提及的是，疫情期间，中欧班列成为中国与世界携手抗疫的“生命通道”。中国通过中欧班列为包括主要欧洲国家及其辐射国家在内的150多个国家和国际组织提供了280多批、约931万件、7.6万吨的紧急抗疫物资援助。当前，中国的国际防疫物资提供仍在持续进行。2021年1月底，2021年首趟中欧班列防疫物资专列启动，100个标箱的各类物资被运往波兰，并被提供给包括波兰在内的部分欧洲国家，其中包括82个标箱的4万余件防护服、医用隔离衣、注射器等防疫物资，以及18个标箱的生活用品、五金器具、汽车配件等物品。

第三，多方参与、共同发力。疫情期间，除中国中央政府外，地方政府、军方、企业和民间机构、个人也都积极发挥自身优势、调动资源，通过各种渠道向国际社会提供物资援助。2020年3月，北京、上海、山东等地方政府开始通过各自的友好城市等渠道对外提供防疫物资支持。2020年4月起，中国人民解放军陆续向巴基斯坦、缅甸、俄罗斯、蒙古、埃塞俄比亚等50多个国家军队提供医疗防疫物资，“万里情深，团结互助”“同舟共济、唇齿相依”“志合者，不以山海为远”等标语跟随抗疫物资跨越千山万水，充分彰显了世卫组织所倡导的抗疫互助与团结。另外，大量民间机构也积极发挥作用。2020年4月14日，首个联合国“团结航班”运行，将重要的医疗货物运往急需物资的非洲国家，其中就有来自中国的公益基金会为非洲抗击新冠肺炎疫情捐赠的大量医疗用品。他们向世卫组织捐赠应急抗疫物资，

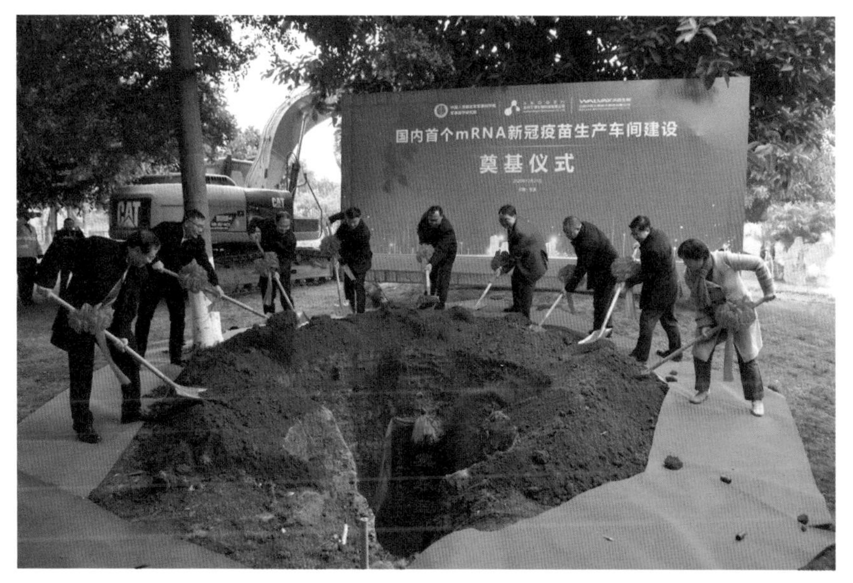

2020 年 12 月 21 日，中国首个 mRNA 新冠疫苗生产车间建设奠基仪式在云南省玉溪市疫苗产业园举行。该 mRNA 新冠疫苗产业化建设项目投资 2.8 亿元人民币，一期产能为每年 1.2 亿剂，预计开工后 8 个月内建成投入运营。

由世卫组织有计划、高效地援助全球有物资困难的国家和地区。

近来，随着新冠肺炎疫苗（简称“新冠疫苗”）各方面技术的不断成熟，中国开始积极探索疫苗援助这一新方式。2021 年 2 月 1 日，中国政府向巴基斯坦捐赠的新冠病毒灭活疫苗运抵巴基斯坦首都伊斯兰堡，这是中国政府对外提供的第一批疫苗援助。除巴基斯坦外，中国还正在向文莱、尼泊尔、菲律宾等 13 个发展中国家提供疫苗援助，下一步将向其他 38 个有需要的发展中国家援助疫苗。

2. 建立人道主义应急枢纽，参与全球供应网链建设

在积极提供抗疫物资援助、大力开放医疗物资市场和出口渠道

的同时，中国还积极支持和参与世卫组织协调的新冠肺炎疫情全球供应链行动，作为全球抗疫物资供应链中的重要一环，为全球抗疫作出了重要贡献。

早在2020年1月29日，世卫组织就与世界经济论坛合作创建了由制造商、经销商和物流供应商等组成的大流行供应链网络（Pandemic Supply Chain Network, PSCN）。2月3日，世卫组织的业务支持和物流部门（Operational Support and Logistics, OSL）更新了疾病商品包，提供了应对新冠肺炎所需的商品指南，开发了“2019-nCoV套件盒”，并通过大流行供应链网络对关键的抗疫商品进行全球范围

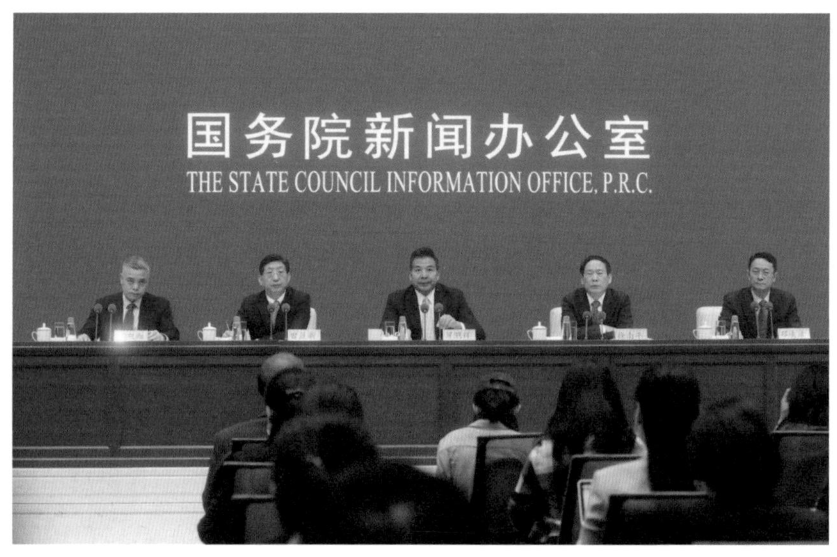

2020年3月26日，国务院新闻办公室在北京举行新闻发布会，介绍中国关于抗击疫情的国际合作情况。中国外交部副部长罗照辉（中）在会上表示，中国政府已经宣布向80多个国家，以及世卫组织、非盟等国际和地区组织提供紧急援助。

的市场调查，以了解其可供性、分布和预测情况。世卫组织鼓励相关利益攸关方通过与世卫组织业务支持和物流部门联系加入大流行供应链网络。对此，一些中国生产商表示了强烈的意愿，如 3 月 18 日，世卫组织与中国医药达成 850 万只医用口罩供货协议。3 月 19 日，世卫组织总干事谭德塞称，已商定一份向世卫组织出口医用物资的中国供应商名单。中国企业通过与世卫组织建立物资供应通道，在全球供应链中发挥了积极作用，总干事对此表示感谢。

2020 年 4 月 8 日，联合国成立了一个由世卫组织、世界粮食计划署负责协调、世界银行和全球基金等多机构参与的供应链工作组，旨在大规模扩大对个人防护设备、检测和诊断物资以及生物医学设备的采购与运输。4 月 14 日，世卫组织发布《新冠肺炎战略更新》，提到要把建立一个新的全球应急供应链系统（Emergency Global Supply Chain System, EGSCS）作为紧急优先事项。该系统能够对各国需求进行科学动态评估，对总体需求作出可靠预测，及时找出物资供应中最关键的缺口，并通过全球物流配送链及时弥补。计划该配送链呈中心辐射式结构，由一个国际采购中心、三个国际整合中心和六个区域集结中心组成。

到 2021 年 4 月，在供应链工作组的领导下，新冠肺炎防控供应链系统（COVID-19 Supply Chain System, CSCS）已初步建立，整个供应链涵盖了位于 8 个国家的枢纽，包括 3 个全球枢纽和 5 个区域枢纽。其中，联合国世界粮食计划署（简称“粮食署”）于 2020 年 4 月初在中国设立的联合国全球人道主义应急枢纽是该供应链的全球枢纽之一。该枢纽提供战略性采购和库存整合服务，支持人道主义救生物资运转和运送人道主义工作者的航空服务，为包括联合国系统、各国政府及其他人道主义合作伙伴在内的国际社会提供全球抗疫应急响应。

4 月 30 日，通过该应急枢纽运输的第一批抗疫医疗物资运抵广州，并从那里运往联合国其他应急枢纽，或直接运达受新冠肺炎疫情影响的国家和地区。5 月 18 日，习近平主席在第 73 届世界卫生大会视频会议开幕式的致辞中重申，中国将同联合国合作，在华设立全球人道主义应急仓库和枢纽，努力确保抗疫物资供应链，并建立运输和清关绿色通道。截至 2020 年底，从中国设立的临时全球人道主义抗疫应急枢纽发出的物资，已占粮食署运营的联合国人道主义紧急援助物资枢纽网络发运量的 80% 以上。

正如粮食署驻华代表屈四喜所说，中国凭借其领先的制造业、完善的供应链和技术创新，拥有设立应急枢纽独特的优势，在应对疫情过程中发挥了十分重要的作用。当前，粮食署和中国有关部门正在推进在中国设立长期的联合国人道主义应急物资枢纽，并希望在中国建立自营仓库，推动其逐步发展成为综合中心。

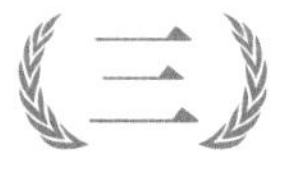

加速科技研发创新，贡献科研智慧成果

同疫情作斗争最有力的武器是科学发展和技术创新。世卫组织为加速新冠肺炎研究与创新，协调国际伙伴关系，促进知识和成果共享，启动了一系列重大的行动。通过制定新冠肺炎研发蓝图、组织全球多国适应性试验、搭建数据和科研成果共享平台等手段，世卫组织迅速整合了全球在开发有效卫生工具方面的最新科技进展，以解决研发创新领域的紧迫问题。除了协调与指导全球的研发和创新，世卫组织还就开发健康产品的关键特征、评估方法的一致性、监管审核技术标准等问题对成员国的研发工作提出了指导建议，以确保最终产品的有效性和安全性。中国坚定支持世卫组织在统筹新冠肺炎药物研发等方面的核心领导作用，中国政府、机构和专家积极响应并参与世卫组织发起的合作倡议，高度重视世卫组织有关建议，始终把开展与新冠肺炎防控相关的科研攻关作为抗疫的一项重大而紧迫任务。

在宣布新冠肺炎疫情构成国际关注的突发公共卫生事件不久，世卫组织和全球传染病防控研究合作组织共同举办了“关于新型冠状病毒的全球研究与创新论坛”，促进全球对新冠肺炎研究路线达成共识，指导统一研发议程。该论坛邀请了世界各地的400多名专家和供资机构代表出席会议，为确立新冠病毒研究重点以及加速疫苗、治疗和诊断方法研发，讨论并制定了“新冠肺炎研发蓝图”。中国疾控中心主任高福和流行病学首席专家吴尊友，作为来自掌握疫情信息最丰富的国家的专家，分别介绍了中国有关新冠肺炎的最新研究进展和流行病学情况。2020年4月13日，包括中国在内的一批科学家、医生、资助者和生产商联合署名发表宣言，承诺加强前所未有的全球协作和数据共享，以减少效率低下和重复劳动，增加尽快向所有人提供一种或多种安全有效疫苗的可能性。4月24日，世卫组织同比尔和梅琳达·盖茨基金会、流行病预防创新联盟、全球基金和世界银行等合作伙伴共同发起了“全球合作加速开发、生产、公平获取新冠肺炎防控新工具”（Access to COVID-19 Tools Accelerator，简称“ACT加速计划”）

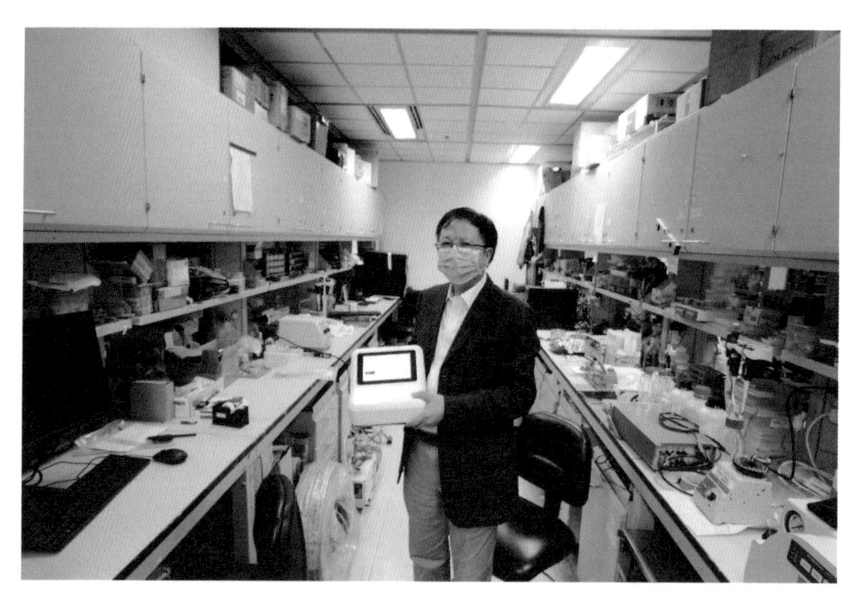

2020年2月7日，香港科技大学物理学系教授温维佳在实验室内展示新研制的全球最快新冠肺炎检测仪，利用微流生物芯片技术从取样到检测结果只需约40分钟，较当时通用的聚合酶连锁反应（PCR）技术检测方法所需的1.5至3个小时大幅缩短。

的国际合作倡议。这是一项新的、开创性的全球合作，旨在加速新冠病毒检测工具、治疗方法和疫苗的开发、生产及公平获取。中国坚定支持世卫组织在全球抗疫合作中的领导作用，并在第73届世界卫生大会上呼吁国际社会一道加强信息分享，开展检测方法、临床救治、疫苗药物研发合作。

2020年，中国在疫苗、药物和诊断试剂研发方面发展迅速，总体进度与国外持平，部分技术路线进展处于国际领先地位。自新冠疫情发生以来，中国部署了病毒基因组学、抗病毒药物、中药、临床试验、疫苗、诊断和动物模型等一系列重大应急研究项目，批准了多种直接检测新冠病毒核酸的试剂盒和胶体金抗体检测试剂盒，鉴定出多种老药新用的药物和试验性药物，目前正在积极实施药物的临床试验。

在疫苗领域，中国确定了灭活疫苗、重组蛋白疫苗、减毒流感病毒载体疫苗、腺病毒载体疫苗、核酸疫苗5条疫苗研发技术路线，重点支持12项疫苗研发任务，并与阿联酋、巴西等16个海外国家开展临床试验合作。每条技术路线由企业、高校、科研院所和生物安全实验室形成合力，发挥各方优势。国家相关政府部门第一时间参与到研发过程的检验和审批环节，加强研审联动、滚动提交、科研资源协调、统筹管理等服务，给予充足的科技资源和专项资金，为推进疫苗研发进程、确保产品质量安全奠定了基础。同时，中国与世卫组织、流行病防范创新联盟（CEPI）、全球疫苗免疫联盟等机构保持密切沟通，在研发进展、一致性评价等方面开展科研交流与合作，积极推进疫苗研发进程。至2020年底，中国有14个候选疫苗进入临床试验，覆盖所有技术路线，其中有5个已经进入III期临床试验。在治疗领域，中国坚持“老药新用”基本思路，推动磷酸氯喹、恢复期血浆、托珠单抗和中医药方剂、中成药等开展试验性临床治疗，加快筛选有效治疗

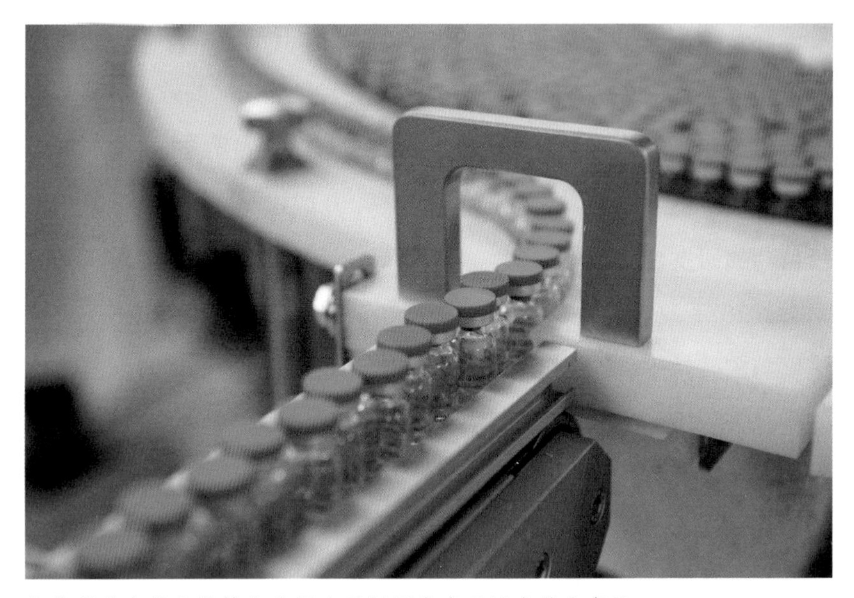

北京科兴中维生物技术有限公司新冠病毒灭活疫苗生产线。

药物。3月中旬，世卫组织及其合作伙伴发起了“团结试验项目”（WHO Solidarity Trial），旨在从世界各地收集有力的数据，以寻找最有效的新冠肺炎治疗方法。该试验在多个国家招募患者，比较四种有应用前景的治疗方案的效果，包括瑞德西韦、洛匹那韦/利托那韦、洛匹那韦/利托那韦+干扰素β、氯喹。6月即获得类固醇药物地塞米松对挽救新冠肺炎危重患者的生命有效的证据。中国深度参与了这个大型国际合作研究项目，其中有三类药物的研究在中国开展了多项临床试验。在诊断领域，中国首个新冠核酸检测试剂于2020年1月26日正式通过国家药监局应急审批，在病毒序列发布的14天后快速完成研发和上市。在多家科研机构和企业的努力下，抗体检测、基因测序、免疫法检测等多条技术路径共同推进检测设备和试剂的研发，先后获欧洲、美国、日本等海外国家的注册审批及认证，全力满足全球疫情防控需求。面对新冠病毒变异株问题，世卫组织敦促各成员国加大对变异病毒的流行病学监测。中国疾控中心、中国医学科学院、中国科学院等相关科研单位，迅速启动全国科研联合攻关，对现有诊断试剂开展敏感性和特异性评价，为疫情防控策略调整提供科研支撑。

另外，世卫组织与联合国发出了“开放科学”联合呼吁，鼓励国际社会开放科学知识、方法、数据和证据等研究成果，为制定新冠相关科学决策、加速开发有效卫生工具提高透明度和包容性。2020年5月29日，世卫组织与多个国家、国际伙伴及机构发起了新冠病毒技术“获取池”倡议（C-TAP），基于团结、自愿的原则，为公平分享科学知识、数据和知识产权提供一站式服务。中国始终积极推动科研成果共享，在早期公开新冠病毒基因组和推动疫苗、药物和诊断试剂研发方面获得了国际社会的认可，并与世卫组织、流行病防范创新联盟、全球疫苗免疫联盟等机构保持密切沟通，加快推进疫苗研发和药物临床试验。中国科技部、国家卫生健康委、中国科协、中华医学会、国家中医药管理局、中国科学院等主管部门和研究机构以多种方式开展国际科研交流合作，包括搭建科研成果学术交流和文献共享平台、建立新冠病毒资源库、设立新冠病毒国家科技资源服务系统等。截至2020年5月31日，这些平台为全球超过37万用户提供近4800万次下载、浏览和检索服务。中国医疗机构、疾控机构和科学家在《柳叶刀》《科学》《自然》《新英格兰医学杂志》等国际知名学术期刊上发表数十篇高水平论文，及时发布新冠病毒特征、新冠肺炎首批患者临床特征、人际传播风险、方舱医院经验、药物研发进展、疫苗动物实验结果等研究结果，为加速科技研发创新贡献中国科研智慧与成果。

四

促进疫苗公平分配，履行大国责任担当

世卫组织总干事谭德塞曾强调："成功的最终衡量标准不是我们能以多快的速度开发工具，而是如何公平地分配这些工具。"全球医药产品的公平分配与可及是应对传染病暴发等突发公共卫生事件的关键，对推动全球健康公平、维护全球卫生安全至关重要。鉴于当前全球医药产品产能和接种能力的限制，全球医药产品的公平分配与可及，是应对这次疫情的核心问题。发展中国家获得相关医药产品权力的保障和公平性问题尤为重要，这既关乎人道主义，也是全球尽早战胜疫情，复苏经济的关键。

作为全球最大的政府间卫生机构，世卫组织一直把推动医药产品的创新与可及作为一项工作重点。疫情暴发后，世卫组织基于以往的行动原则和工作经验，针对新冠病毒制定系列计划，开展系列行动，通过多种方式推动检测试剂、药品、疫苗等重要医药产品在全球的公平分配。2020 年 4 月，世卫组织及其合作伙伴启动的"ACT 加速计划"的四个重要支柱之一就是疫苗。流行病防范创新联盟、全球疫苗免疫联盟和世卫组织共同发起了"新冠肺炎疫苗实施计划"（简称 COVAX）。

作为世界上最大的发展中国家，中国秉持人类卫生健康共同体理念，积极履行大国职责，高度重视世卫组织提出的行动计划，参与世卫组织就加速新冠疫苗和药物研发、生产和公平分配发布的全球合作倡议，与国际社会一道，推动相关医药产品的公平分配。在疫苗可及方面，中国政府多次承诺，在中国新冠疫苗研发完成并投入使用后，将以多种方式为实现疫苗在发展中国家的可及性和可担负性作出中国贡献。通过双边方式，中国与印度尼西亚、孟加拉国、巴基斯坦、摩洛哥等海外临床试验合作国签署技术转让和疫苗预订合同。并提出在保证中国疫苗安全性与有效性的基础上，在确保国内供应的同时，将优先提供给柬埔寨、泰国、缅甸、老挝、越南等湄公河国家。在多边领域，中国于 2020 年 10 月 8 日正式加入 COVAX 计划，并表示中方将按照总人口 1% 的比例，即 1500 万人口规模通过 COVAX 采

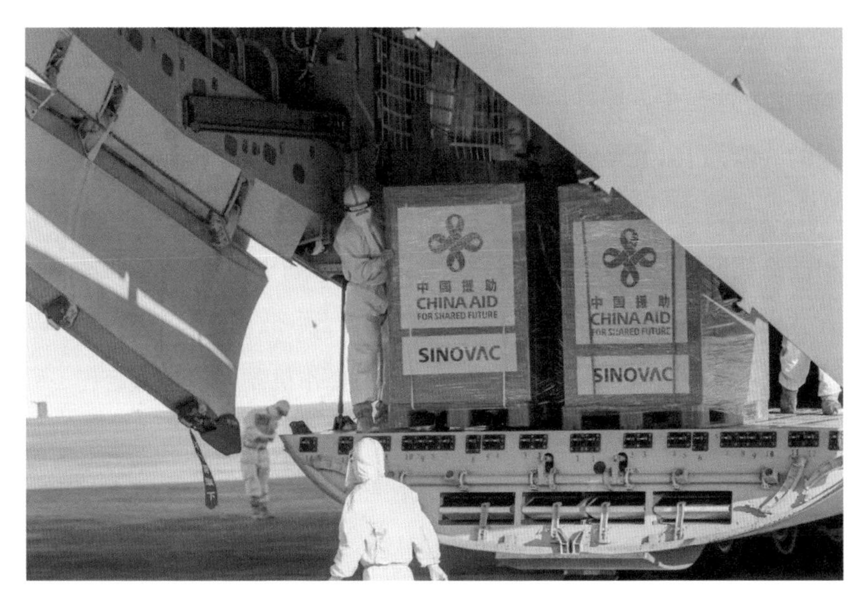

当地时间 2021 年 2 月 28 日下午，中国援助菲律宾的首批科兴新冠疫苗抵达菲律宾首都马尼拉维拉莫尔军用机场。

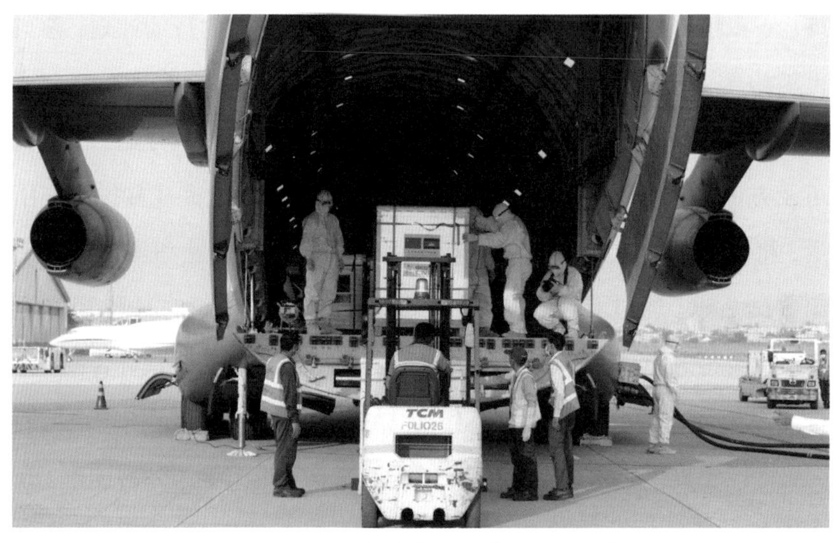

当地时间2021年2月7日下午，柬埔寨政府在金边国际机场举行隆重仪式，迎接中方援柬首批新冠疫苗。图为工作人员从运输机上转运疫苗。

购疫苗。这是中方经过慎重考虑同COVAX发起方进行充分沟通后达成的共识，可以说是一个对各方均最有利的方案，是中国支持疫苗多边主义、推动集中采购取得优惠价格，并进行公平分配的政治举措。中国以实际行动促进疫苗公平分配，同时带动更多有能力的国家加入并支持该计划。除此之外，中国还通过“一带一路”、上合组织以及与东盟、中东欧、非洲和拉美等地区的合作机制开展抗疫合作，承诺优先给发展中国家提供疫苗。

截至2021年3月，中国有5个生产企业的新冠疫苗在国内批准附条件上市或紧急使用。中国也积极履行承诺，用实际行动为发展中国家提供帮助。在疫苗分配不均，贫穷国家一针难求的现状下，中国努力弥补贫穷国家“疫苗缺口”。秘鲁、印尼、泰国、埃及、乌克兰、塞尔维亚、巴西等多国与中国签署订购协议，顺利接收中国疫苗。在安全性和有效性被认可的基础上，越来越多的国家投出信任票。从最早承诺将新冠疫苗作为全球公共产品，到加入世卫组织主导的 COVAX 全球新冠疫苗实施计划，再到用实际行动为发展中国家提供帮助，中国疫苗可及和可负担的全球公共产品属性日益凸显，始终与世卫组织等国际组织一道为实现疫苗公平分配和可及作出力所能及的贡献。

除疫苗外，在诊断试剂领域，“ACT 加速计划”的诊断支柱致力于为市场带来 2—3 种高质量快速检测试剂，培训 50 个国家 1 万名医务专业人员，以及到 2021 年中期为低收入和中等收入国家 5 亿人提

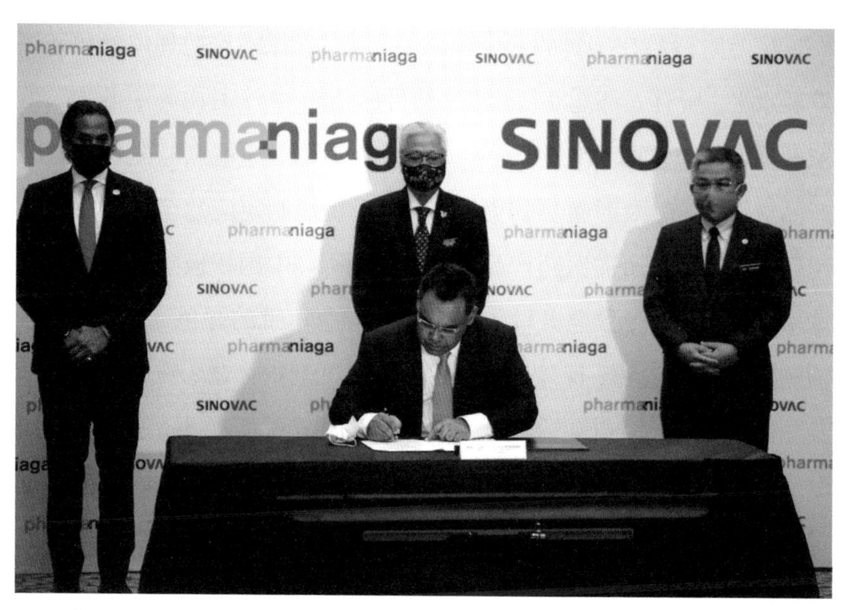

2021 年 1 月 12 日，马来西亚企业 Pharmania 与中国科兴中维生物技术有限公司线上签署 1400 万剂新冠疫苗采购协议。

供检测服务。为推动诊断试剂的可及，世卫组织于 2020 年 2 月启动了体外诊断试剂紧急使用清单（Emergency Use Listing，EUL）候选程序，并先后向新冠病毒核酸检测和抗体检测等体外诊断试剂制造商发出邀请，在确保产品的安全性、有效性后，提供了候选体外诊断试剂资格预审信息以及符合采购条件的产品清单，帮助各国合理选择产品，以保障充足、优质的试剂盒的供应与可及。体外诊断原本是医疗体系中的重要手段之一，但在前期缺乏疫苗和药品的情况下，其在管理和控制疫情暴发上能够发挥关键作用。中国在体外诊断试剂方面加速研发，启动应急监管机制，优先获得了世卫组织评估批准。截至 2020 年底，世卫组织公布的新冠病毒体外检测紧急用品清单共纳入了 27 家公司的诊断用品，其中 10 家公司来自中国。

在治疗药物方面，“ACT 加速计划”的治疗支柱旨在加快新冠肺炎疫情各阶段治疗工具的开发和公平提供，确保不论地理位置和经济发展水平，所有人都能获得治疗。其目标是在 12 个月内为中低收入国家开发、生产、采购和公平分配 2.45 亿个疗程。为重点监测各国医药产品资源分布，及时解决物资缺口，世卫组织制定应急全球供应链系统目录，以保障所需医药产品的供应与可及。中国积极参与到应急全球供应链系统中，紧急开辟了相关药品应急审批的绿色通道，建立运输和清关绿色通道，保障防疫药品、检测试剂的需求，确保及时弥补其他国家药品、疫苗和检测试剂等关键医药产品资源不足的缺口。同时，中国向世卫组织提供医药产品，供其进行全球调配，以此推动世卫组织在突发公共卫生事件下的协调领导作用，为全球医药产品的公平供应作出重大贡献。

2020 年 11 月 21 日，中国国家主席习近平在北京以视频方式出席二十国集团领导人第十五次峰会第一阶段会议时强调，愿同各国在

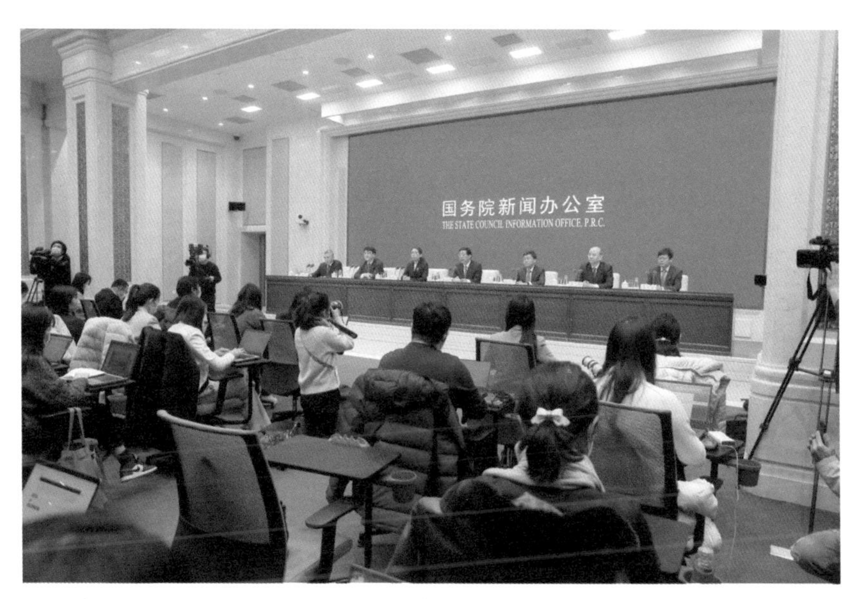

2020 年 12 月 19 日，国务院联防联控机制在北京举行新闻发布会，介绍重点人群新冠疫苗接种工作。出席发布会的国家卫生健康委官员表示，中国已累计完成 100 多万剂次的新冠疫苗紧急接种工作，没有出现严重的不良反应。

开展疫苗研发、生产、分配等各环节加强合作。中国将履行承诺，向其他发展中国家提供帮助和支持，努力让疫苗成为各国人民用得上、用得起的公共产品。

中国以实际行动践行着自己的诺言，为全球安全有效的医药产品的公平分配贡献技术、物资和资金，并与世卫组织积极合作，共同推动各项检测试剂、药品以及疫苗的公平分配和可及。以此次合作为基础，未来中国将进一步与世卫组织在全球医药产品可及领域展开深入交流及密切合作，与国际组织同行，为推动全球医药产品可及贡献中国力量。

五

积极参与全球科学溯源，坚决反对溯源问题政治化

研究病毒起源是一个长期复杂的科学问题，科学家对 1918 年西班牙流感大流行、2009 年甲型 H1N1 流感大流行等疫情都进行过溯源，尽管经过漫长的科学研究，但大部分目前仍不清楚其来源。应该说，在每起疫情之后科学界都要系统回顾总结人类面对疫情应共同关注的经验和教训，追溯病毒传播途径、中间宿主等。新冠肺炎大流行后，世卫组织和成员国也都提出了对新冠病毒的溯源问题。

中国一直高度重视新冠病毒溯源工作，支持世卫组织在全球开展溯源研究，坚持病毒溯源是一个严肃的科学问题，始终本着开放透明和负责任的态度认真配合世卫组织溯源专家来华考察。中国希望，在世卫组织领导下，科学家、疾控专家在全球范围内进行溯源科学研究，尽快查明事实真相。这有助于采取有针对性的干预措施，指导预防动物和人类感染新冠病毒并防止出现新的人畜共患病宿主， 进一步降低人畜共患病的出现和传播风险。

1. 高度重视和积极开展新冠病毒溯源工作

中国自疫情发生以来，就高度重视并积极开展溯源研究，力争还原疫情的发生和发展的自然过程，了解发现其中蕴含的科学原理。

中国在新冠肺炎疫情早期就积极开展病毒的监测和溯源工作。最早的疫情动物溯源在三个重要领域开展：对武汉 2019 年 12 月发病病例开展早期调查；对华南海鲜批发市场及其他市场进行环境采样；对华南海鲜批发市场售卖的野生动物的来源和种类以及市场关闭后这些动物的去向开展详细调查。2020 年 2 月 15 日，国家卫生健康委召开新闻发布会，介绍中国科技攻关项目对病毒溯源工作的支持。第一批项目由中国疾控中心、中国科学院、中国医学科学院等单位联合开展，第一时间部署了新冠病毒溯源和传播路径研究。以上单位在病毒溯源问题上，围绕流行病学方面的研究开展了很多卓有成效的工作。在该项目的支持下，中国疾控中心病毒所检测了 585 份华南海鲜市场及武汉多家生鲜市场环境标本及动物标本，其中 33 份新冠病毒阳性，其中 31 份来自经营野生动物的西区。这些数据提示此次疫情可能与野生动物交易有关。中国动物卫生与流行病学中心的团队检测了 4800 余份近年来收集的猪、禽、犬、猫等动物样品，均为阴性，这样的结果可以初步排除新冠病毒来源于家禽家畜。在这之前中国科学院武汉病毒所通过对新冠病毒基因组序列的比对，显示出蝙蝠最有可能是新冠病毒的天然宿主。中国对新冠病毒溯源开展的研究，以及以公开、透明的态度公布研究结果是对世界的贡献。

随着防控新冠肺炎疫情的进展，国家防控方案不断更新完善。2020 年 9 月 15 日，中国发布了《新型冠状病毒肺炎防控方案（第七版）》，除了在流行病学调查方面增加境外输入病例、输入继发病例、密切接触者的密切接触者（简称“密接的密接”）等定义，强调做好个案调查，密接判定、病例主动搜索、聚集性疫情调查及调查信息报告，在做好感染来源、污染范围、传播特征和传播链分析外，在标本采集和实验室检测方面增加基因测序内容，要求对各地发生的首例和感染来源不明的病例以及环境监测发现的阳性标本，应当开展基因测序等溯源工作。这个方案的发布，不仅更加科学地指导国内疫情的防控，也体现了溯源工作已经成为国家防控方案不可或缺的组成部分。

2. 支持世卫组织开展新冠病毒全球溯源研究

世卫组织最早提出新冠病毒的溯源问题是在 2020 年 2 月来华考察新冠肺炎期间。2020 年 2 月 16—24 日，中国—世卫组织联合考察组发现，新冠病毒是一种动物源性病毒，全基因组基因序列系统进化分析结果显示，蝙蝠似乎是该病毒的宿主，但中间宿主尚未查明。考察组建议应进一步加大力度寻找病毒天然宿主和任何可能的中间宿主的动物，以防止出现任何新的疫源地或疫情复发。考察组把加强国际合作，重视生物安全和信息共享，深入认识新冠病毒，做好病毒溯源作为一项“操作和技术建议”提出。2 月 27 日，中国疾控中心专家也表示，寻找并确认新冠病毒的中间宿主，将是今后开展溯源调查研究的重点。查清冠状病毒从蝙蝠这一天然储存库到感染人所依赖的动物中间宿主，不仅可以查明本次流行的起源，还可以预防冠状病毒对人跨物种传播的再次来袭。

2020 年 5 月 18 日，习近平主席在第 73 届世界卫生大会开幕式的致辞中，提出的首条建议就包括“继续支持各国科学家们开展病毒源头和传播途径的全球科学研究”。大会审议并通过了一项关于应对新冠肺炎疫情的 WHA73.1 号决议。该决议案要求世卫组织开展的工作之一，就是与世界动物卫生组织（国际兽疫局）、联合国粮食及农业组织（简称“联合国粮农组织”）以及各国密切合作，开展病毒的溯源工作，找出这一病毒的动物源头和向人类的传播途径，包括中间宿主的可能作用，并提出应通过实地科学合作考察等方式来开展这方面的工作。中国代表团支持各国科学家开展病毒源头和传播途径的全球科学研究，不仅支持了该决议，还作为共同提案国参与了提案的磋商，支持世卫组织和各成员国就追溯病毒动物源头开展合作。

第73届世界卫生大会之后不久，2020年5月28日，十三届全国人大三次会议闭幕。国务院总理李克强在人民大会堂出席记者会时，有记者问："新冠肺炎疫情仍然是未解之谜，有人呼吁就源头问题开展国际审议。中方对调查持何立场?"李克强总理再次强调，"中国和许多国家都主张对病毒进行溯源。因为科学溯源可以更好地防控疫情，也是为了世界各国人民的生命健康。"6月7日，中国发布《抗击新冠肺炎疫情的中国行动》白皮书，把加强同世卫组织沟通交流，同有关国家在溯源、药物、疫苗、检测等方面开展科研交流与合作，

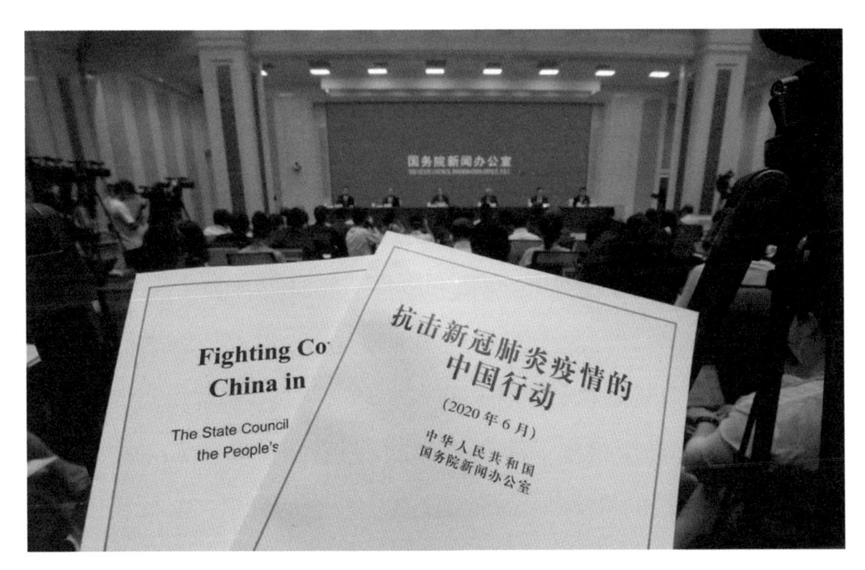

2020年6月7日，在全国疫情防控阻击战取得重大战略成果之际，中国国务院新闻办公室发布《抗击新冠肺炎疫情的中国行动》白皮书。这被称为"真实记录中国抗疫艰辛历程的重要文献"。

共享科研数据信息，共同研究防控和救治策略，作为开展国际科研交流合作的重要领域，贡献于共同构建人类卫生健康共同体。

3. 坚持新冠病毒溯源是一个严肃的科学问题

2020 年 3 月以后，关于对病毒溯源的问题一度成为大家关注的热点，由此也产生一些对病毒来源污名化的问题。自 3 月以来，中国外交部发言人针对个别媒体称新冠病毒是“中国病毒”、新冠病毒是“中国制造”等极不负责任的言行，在多个场合反复强调：病毒溯源工作在进行中，疫情首先出现在中国，但不一定发源在中国；病毒溯源是一个严肃的科学问题，要以科学为依据，由科学家和医学专家去研究；新冠病毒是全球共同面对的敌人，随着疫情形势不断变化、人类对病毒认知不断加深以及更多早期病例的发现，溯源极可能涉及多国多地，世卫组织将视需要对其他国家和地区进行类似的考察。中方愿继续同世卫组织及国际专家就此开展密切合作，为全球新冠病毒溯源作出贡献。

在新冠病毒溯源的问题上，世卫组织认为，明确疾病的来源，不是为了要找谁来承担责任，而是要找到关键的科学证据，找出使病毒得以从动物进入人体的特定契机和事件。2021 年 1 月 11 日，在世卫组织新冠病毒溯源国际专家组赴华考察之前，世卫组织举行记者通报会。卫生应急规划执行主任迈克尔·瑞安指出，了解疾病的起源并不是要寻求把责任归咎于某人，而是找到动物世界和人类世界极其重要的交互作用的科学答案。他说，我们所有的流感大流行和近年来多次空前严重的埃博拉疫情等新出现的疾病，打破了人和动物之间的屏障，对人类造成破坏。总干事谭德塞指出，新冠病毒溯源国际专家考察团和其他考察团的任务是科学，而不是政治，“研究将从中国武汉开始，以找出初期病例可能的感染来源。科学证据将引导出可能的假说，而这些假说则将成为更加深入的长期研究的基础。”世卫组织卫生应急规划执行主任迈克尔·瑞安进一步说明，国际专家组赴华考察的研究结果或将有助于形成科学假设，也可能导致还需要在其他国家开展进一步溯源研究。为收集更多的有关疾病起源和影响的信息，我们将考察任何可能的地方。

可以说，在新冠病毒溯源的问题上，中国和世卫组织都具有同样的出发点。

4. 认真配合世卫组织新冠病毒溯源专家组来华考察

第 73 届世界卫生大会通过应对新冠肺炎的决议之后，中国对世卫组织开展溯源研究中国部分的工作给予了积极支持与认真配合。2020 年 7 月 10 日，在中国的世卫组织专家与中方同行共同制定科学计划，确定新冠肺炎人畜共患源。任务目标是促进对新冠病毒动物宿主的了解，并确定疾病如何在动物和人之间传播。7 月 11 日至 8 月 2 日，世卫组织专家来华开展新冠病毒溯源科研合作预备性磋商。在华期间，双方专家进行多次会谈，就新冠病毒人群、环境、分子、动物溯源以及传播途径等领域开展的科研工作进展和下一步科研计划进行了深入交流。同时，双方专家根据第 73 届世界卫生大会通过的应对新冠肺炎疫情的决议精神，就《世界卫生组织召集的全球新冠病毒溯源研究中国部分工作任务书》达成一致。通过两次接待世卫组织专家，中方同世卫组织方面就溯源问题进行了坦诚深入交流。双方一致同意积极开展新冠病毒溯源科学国际合作，世卫组织将向中方提供全球新冠病毒溯源的研究进展。在筹备世卫组织溯源专家来华期间，中方还于 8 月 7 日接待了美国全国广播公司（NBC）记者进入武汉病毒研究所的参观和采访。

2020 年 10 月 30 日，中国专家组与世卫组织国际专家组举行了新冠病毒溯源视频交流，及时沟通溯源的进展。中方专家介绍了新冠病毒人群、环境、分子、动物溯源以及冷链等传播途径领域开展的工作进展。世卫组织的国际专家组感谢中方科学家在新冠病毒溯源方面开展的大量出色工作，并介绍了全球溯源科研情况。双方一致同意继续开展溯源科研交流，推动病毒溯源科研工作不断取得进展。世卫组织总干事谭德塞和世卫组织突发卫生事件规划负责人瑞安简短出席，并表示世卫组织将全力支持新冠病毒溯源全球科研合作，更好地防范与应对疫情。中方将继续积极参与病毒溯源和传播途径全球科学研究，同国际社会一道，为全球病毒溯源和抗疫合作作出贡献。在 10 月至 12 月间，中方总共通过四次视频会与世卫组织专家组充分讨论，就研究的过程、重点、细节、流程和具体安排进行了坦诚协商，达成了一致。到 2021 年 1 月，中方已安排由病毒、流行病学、公共卫生、临床等领域专家组成的专家组对接世卫组织专家组。

2021 年 1 月 11 日，中国和世卫组织确定了新冠病毒溯源国际专家组将于 1 月 14 日来华同中方科学家就新冠病毒溯源进行联合科研合作。对此，世卫组织总干事谭德塞高兴地表示，感谢包括中国在内的国家对病毒溯源工作的大力支持。指出这不仅对应对新冠肺炎疫情十分重要，而且对全球卫生安全的未来，以及应对可能大流行的新型疾病威胁都非常重要。1 月 14 日，由来自十多个国家和机构的杰出专家所组成的世卫组织新冠病毒溯源国际专家组来华，与中国同行一起参与并审议有关新冠病毒起源的科学研究。该专家组由世卫组织的 Peter Ben Embarek 博士和中国的梁万年教授共同领导，15 名国际专家分别来自澳大利亚、中国、丹麦、法国、德国、日本、肯尼亚、

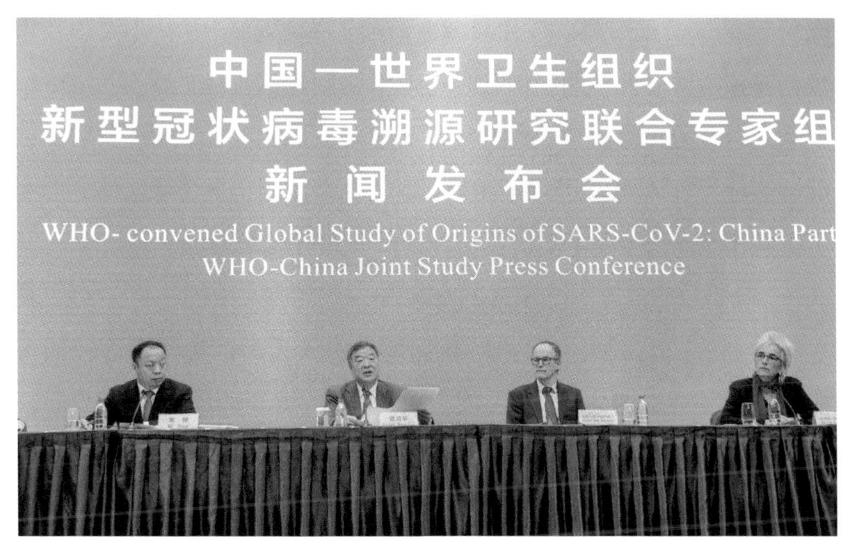

2021 年 2 月 9 日，中国—世卫组织新冠溯源研究联合专家组在武汉举行新闻发布会，通报共同开展新冠病毒全球溯源中国部分的工作情况。图为新闻发布会现场。

荷兰、新西兰、卡塔尔、俄罗斯、英国、美国和世卫组织。

2020 年 1 月 15 日 — 27 日，世卫组织专家在隔离期间与中方专家进行视频沟通，就相关学术议题进行专题交流。1 月 28 日结束集中医学观察后，开始进行实地考察。期间，世卫组织应急项目技术主管玛丽亚·范·科霍夫于 2021 年 2 月 1 日在日内瓦向媒体表示，新冠病毒溯源国际专家组与中方同行进行了非常富有成效的讨论，国际团队和中国同行正在对详细的信息进行分析，并找出需要进一步研究的问题。根据国家卫生健康委 2021 年 2 月 4 日发布的消息，联合专家组先后赴湖北省新华医院（省中西医结合医院）、武汉市金银潭医院、白沙洲农副产品大市场、华南海鲜市场、湖北省疾控中心、武汉市疾控中心、湖北省动物疫病预防控制中心、中科院武汉病毒研究所等单位实地考察，与武汉市血液中心专家和华中农业大学专家进行座谈，对报告早期病例和参与疫情初期救治工作的医务人员、早期病人、市场经营商户、冷链食品工作人员、社区工作人员及居民、部分媒体工作人员等进行了访谈。应联合专家组国际专家要求，参观了“人民至上、生命至上”抗击新冠肺炎疫情专题展览。

经过 20 多天广泛深入的交流和现场考察，中国—世卫组织新冠病毒溯源研究联合专家组对新冠病毒引入人类四种假设途径的可能性进行了科学评估，形成了联合研究成果。2021 年 2 月 9 日，联合专家组在武汉举行新闻发布会，通报了共同开展新冠病毒全球溯源中国部分的工作情况和研究结果，并对下一步全球溯源工作提出了建议。3 月 30 日世卫组织正式发布的《中国—世卫组织新冠病毒溯源研究报告》重申了联合专家组的研究结论。联合专家组认为，直接从自然宿主溢出传人是“可能到比较可能”的途径；通过中间宿主引入人类是“比较可能到非常可能”的途径；通过食物链，特别是冷链食物传入也是“可能”的途径；通过实验室事件引入人类是“极不可能”的途径。中国外交部发言人对参与此次溯源合作的中外专家展现出的科学、勤勉、专业精神表示赞赏。同时，针对一些否定联合专家组结论、企图搞政治溯源的声音指出，国际媒体有越来越多关于病毒和疫情 2019 年下半年就已在世界多地多点出现的报道，反映出对其他国家和地区进行类似考察的必要性和紧迫性。呼吁有关国家同样能秉持积极、科学和合作的态度，邀请世卫组织专家开展溯源研究，分享交流研究成果，共同为国际抗疫合作和构建人类卫生健康共同体承担应尽的责任和义务。

六

实施《国际卫生条例》，支持《条例》审查工作

《国际卫生条例》是在世卫组织主导下制定的、在突发公共卫生事件防控领域唯一具有法律约束力的国际文书，也是国际合作抗击新冠肺炎疫情极其重要和宝贵的国际法律框架。

世卫组织成立后的第一个重要行动就是在 1951 年制定了《国际卫生条例》(International Sanitary Regulations, ISR)，取代了之前存在的《国际卫生公约》。1969 年，ISR 经修订和更名，成为新的《国际卫生条例》(International Health Regulations，IHR)，把霍乱、鼠疫、黄热病、天花、回归热、斑疹伤寒 6 种烈性传染病纳入全球监测和控制的疾病。之后，《国际卫生条例》经过了数次修订，最重要的是在 2003 年 SARS 暴发期间启动的修订。在全球对新发传染性疾病潜在的国际危险和全球合作在源头控制突发公共卫生事件的重要性有新认识的背景下，经过两年的磋商和谈判，2005 年 5 月第 58 届世界卫生大会通过了修订版的《国际卫生条例(2005)》(简称《条例》)，成为全球公共卫生安全具有里程碑意义的事件。

《条例》的目的是“以针对公共卫生风险、同时又避免对国际交通和贸易造成不必要干扰的适当方式，预防、抵御和控制疾病的国际传播，并提供公共卫生应对措施”。《条例》包括 10 部分 66 条和 9

个附件，于 2007 年 6 月 15 日正式生效。其主要制度及规则包括：所有缔约国都有义务利用现有的国家机构和资源，建设、加强和保持突发公共卫生事件监测、风险评估、报告、核实、应对和合作活动的核心能力以及指定机场、 港口和陆路口岸的核心能力，包括社区和基层第一时间发现、报告和初步应对异常疾病和事件的能力；引入“国际关注的突发公共卫生事件”概念，不仅仅限于鼠疫、黄热病和霍乱等烈性传染病，而且适用于可能构成国际关注的突发公共卫生事件的意外或不寻常的公共卫生事件，不论其起源或来源如何；赋予世卫组织就应采取的公共卫生措施提出临时建议和长期建议的职能；规定各缔约国应在评估公共卫生信息后 24 小时内，以现有最有效的通讯方式，通过国家归口单位向世卫组织通报在本国领土内发生、并根据决策文件有可能构成国际关注的突发公共卫生事件的所有事件，以及为应对这些事件所采取的任何卫生措施；设立两大委员会：突发事件委员会重点就“国际关注的突发公共卫生事件”的构成、结束和临时建议提出意见供总干事考虑，审查委员会就《条例》的修订向总干事提出建议，就长期的建议、所提建议的修改和撤销以及《条例》的实施向总干事提供技术咨询。对缔约国采取额外卫生措施规定了限制条件；还对缔约国就《条例》的解释或执行产生分歧时，提出解决争端的方式。

实施《条例》是 196 个缔约国和世卫组织的共同责任。自 2007 年 6 月生效以来，《条例》实施工作取得了明显进展：建立了国家归口单位网络；提高了缔约国报告事件的透明度；更系统地使用了公共卫生预警系统；改进了动物和人类卫生部门之间的沟通与合作；和各国伙伴在建设核心能力方面作出了协调一致的集体努力；改进了区域和全球的协调。《条例》对尽早发现和有效应对可能引起国际关注的突发公共卫生事件发挥了积极作用。

但《条例》实施过程仍然面临诸多挑战：全球仅64%左右的国家达到了《条例》中规定的应急核心能力最低要求；甲型H1N1流感大流行和西非埃博拉疫情暴发等国际关注的突发公共卫生事件暴露出《条例》中规定的义务仍未得到充分实施和遵守；新冠肺炎疫情全球大流行进一步凸显了《条例》的实施不充分和《条例》本身存在的不足。

自《条例》生效以来，世卫组织总干事根据《条例》规定，已召集了四次审查委员会，除第二次（2014年）专门审查缔约国提出第二次延期确立《条例》中规定的核心能力的请求外，其余三次都是评估《条例》在防范和应对国际关注的突发公共卫生事件中的作用和相关行为体对《条例》的实施情况。

2020年至2021年正在开展的是《国际卫生条例》第四次审查委员会的工作。该委员会是总干事根据《条例》第五十条的规定和2020年5月第73届世界卫生大会第WHA73.1号决议，于2020年9月召集，由21名来自欧洲、美洲、亚洲、非洲各国的专家组成，其中15位来自发展中国家。委员会的任务是审查《条例》在新冠肺炎应对期间的实施情况，审查前几个《条例》审查委员会提出的相关建议的落实情况，并最终就《条例》的实施和可能需要的修订向总干事提出技术建议。委员会成立后对《条例》的实施情况进行了初步审查。在2021年1月向世卫组织第148届执委会提交了中期报告。

委员会的中期报告的主题评估显示，会员国和专家们对《国际卫生条例》表示大力支持，认为它是国际公共卫生和卫生安全法的基石。同时又都有一个共识，即为了使世界更好地防范下一次大流行，有若干领域需要加以改进。这些领域包括：对秘书处和缔约国各自作用与责任以及秘书处权限需要更加明确界定；国家和国际层面的高层政治支持和资源不足；缺乏对会员国和世卫组织履行履约义务进行独立监测评价的强有力机制；需要加强全球警报和应对的协调与合作；以及《条例》缺乏效力。委员会还从从新冠肺炎的防范、预警和应对三个方面，对《条例》进行了具体的审查，涉及的领域包括:《国际卫生条例》核心能力的评估、监测和报告；疾病大流行或“意外”事件的防范；疫情通报和警报机制；风险评估和信息的提供；突发事件委员会和国际关注的突发公共卫生事件的宣布；国际旅行的建议，包括数字技术的使用；合作和协调；以及沟通和信息共享等。

委员会正在考虑是否需要通过有针对性地对《条例》进行具体修正和补充附件使《条例》变得更加有效，或者是否有其他途径对所期待的世卫组织和缔约国的行动达成共识。下一阶段，委员会将继续从新冠肺炎的防范、预警和应对三个方面，对《条例》进行更具体的审查，以期在 2021 年 5 月第 74 届世界卫生大会上向总干事提交最后报告。

中国国家主席习近平强调，世界上只有一个体系，就是以联合国为核心的国际体系；只有一套规则，就是以联合国宪章为基础的国际关系基本准则。世卫组织是这个国际体系中的主要成员，它所有的 196 个国家为实现全球卫生安全共同缔结的《国际卫生条例（2005）》是这套国际规则的重要组成部分。自《条例》生效以来，中国就一直是《条例》义务的认真履行者及其在全球实施的积极支持者。

中国实施《条例》能力和对《条例》义务的履行在抗击新冠肺炎疫情中得到充分彰显。如本章第一部分所述，2019 年底，武汉市监测发现不明原因肺炎病例，根据《条例》规定，中国第一时间开展病因学和流行病学调查，迅速确定病原体和病毒基因序列，立即采取行动，阻断疫情蔓延，及时向世卫组织通报疫情信息，向世界公布新型冠状病毒基因组序列。此后，不断通报疫情最新进展情况和所采取的防控措施，接待世卫组织技术专家的现场考察，为世卫组织和国际社会研判形势、评估风险提供了基础性支持。新冠肺炎疫情发生以来，中国海关检疫的能力也经受了考验。根据《国境卫生检疫法》《传染病防治法》《国际卫生条例》等一系列法律法规的要求，中国海关依法科学采取严格的口岸防控措施，内防输出、外防输入，坚决遏制疫情通过口岸传播扩散。

中国在进行自身能力建设的同时，还积极帮助其他发展中国家提高实施《条例》的能力。2019 年 6 月，中非合作共建非洲疾病防控体系的合作项目正式启动。中非双方正在共同努力，将非洲疾病预防和控制中心建设打造成为新时期中非公共卫生合作的旗舰项目。项目完工后，将成为非洲大陆拥有现代化办公和实验条件、设施完善的第一所全非疾控中心，将能更好发挥协调、组织和应急管理的作用，通过与世卫组织和非洲各国卫生部门的合作，提升实施《条例》的能力，加强非洲疾病预防、监测和疫情应急反应速度，助力非洲实现《联合国 2030 可持续发展议程》和《非盟 2063 年议程》发展愿景，加速构建更加紧密的中非卫生健康共同体。

中国支持于 2020 年 9 月新冠肺炎疫情期间成立的《国际卫生条例》审查委员会工作。中国疾控中心病毒专家李德新教授作为《国际卫生条例（2005）》在应对新冠肺炎期间的运作审查委员会成员，为《条例》审查贡献了专家意见。在 2020 年 10 月 5—6 日召开的世卫组织执委会第 5 次特别会议上，中国代表团高度评价了世卫组织在新冠肺炎疫情应对和落实世界卫生大会决议方面所开展的工作，赞赏《国际卫生条例》审查委员和其他专家委员会以公开、透明的方式开展工作，表示将继续坚定支持世卫组织履行职责，呼吁各方团结合作，协助发展中国家提高《条例》实施核心能力，携手应对疫情挑战，共同构建人类卫生健康共同体。

2021 年 1 月 19 日，在第 148 届世卫组织执委会审议世卫组织在突发卫生事件领域的工作时，中国代表团发言对《条例》审查委员会工作表示感谢，认为《条例》是全球公共卫生安全的法律基石，中国坚定支持在《条例》框架下，协调应对国际突发公共卫生事件。中国支持对《条例》进行修订完善，进一步推动全球团结一致，科学有效抗击新冠肺炎疫情，同时也对审查委员会报告的进一步完善提出了建议。

七

支持抗疫独立评估，推动评估全面客观

2020年初，新冠肺炎开始在全球迅速蔓延，到当年5月，疫情已经造成全球450多万人感染，30多万人丧生，而且还在继续肆虐。不少国家不断提出需要对世卫组织关于新冠肺炎疫情全球应对工作进行独立评估。

2020年5月18日，提交给第73届世界卫生大会审议的决议草案呼吁对新冠肺炎疫情的全球应对启动公正、独立和全面的评估进程。中国国家主席习近平在开幕式上致辞时表示，中国支持全面评估全球应对疫情工作，总结经验，弥补不足。这项工作需要科学专业的态度，需要世卫组织主导，坚持客观公正原则。5月19日，194个会员国一致通过了题为“应对新冠肺炎疫情”的WHA73.1号决议，中国是决议的共同提案国。决议呼吁本着团结一致精神，加强各级合作与协作，遏制和控制新冠肺炎大流行并减轻其影响。决议要求总干事与会员国协商，适当时尽早逐步启动公正、独立和全面评估，包括酌情利用现有机制，回顾总结在世卫组织协调下国际卫生领域应对新冠肺炎疫情工作的经验教训，并提出建议，以提高全球疾病大流行的预防、防范和应对能力。

就在世界卫生大会审议通过WHA73.1号决议的同日，国务院联防联控机制召集权威专家举行新闻发布会。当有记者问及结合当前全球疫情发展形势，国家对世卫组织开展独立评估一事有什么建议时，权威专家对开展独立评估的时机、评估专家的遴选、开展工作的原则提出了建议。专家认为，目前全球正处在新冠肺炎大流行中，大多数国家和地区处在疫情的流行期，个别国家和地区的疫情甚至还处在明显上升初期阶段。在此关键时期，世界各国最紧迫最主要的工作仍然是同舟共济、加强合作，集中精力，调动一切可利用的资源投入到疫情应对工作，以使全球疫情尽快得到有效控制，世卫组织作为联合国层面全球卫生问题技术指导和协调机构对领导应对此次新冠肺炎大流行所发挥的重要作用是无可替代的。专家认为，在当前全球疫情防控最吃劲的时候，不应分散世卫组织和各国疫情防控和应对的精力与注意力，也不应影响世卫组织领导应对策略和机制的权威性。专家建议，开展评估的时间应充分考虑全球疫情进展态势之后确定，原则上不能影响世卫组织在抗疫的关键时期履行《国际卫生条例》和现有机制的职责和应采取的行动。专家还建议，遴选独立评估机构和组成人员应坚持公平公正公开的原则，评估工作相关的流程、程序、内容和结果均应充分征求成员国意见并取得共识。专家还指出，中国作为疫情第一发现国和已经结束第一波流行的国家应该积极主动地参与独立评估的各项工作。这些都是既积极又务实的建议，对新冠肺炎疫情的全球应对独立评估工作具有实际的参考意义。

50 天后，2020 年 7 月 9 日，世卫组织总干事根据世界卫生大会决议，启动了疾病大流行防范和应对独立专家小组（Independent Panel for Pandemic Preparedness and Response，IPPPR，简称“独立专家组”），任命新西兰前总理海伦·克拉克和利比里亚前总统埃伦·约翰逊－瑟里夫为独立专家组联合主席，要求并授权联合主席自己挑选和任命专家组成员，以及组建一个独立的秘书处提供支持，以确保最大程度的独立性。

2020 年 9 月 3 日，联合主席根据会员国建议的名单和提出的补充名单，以及根据技能（包括应对疫情、管理国家卫生系统、领导社区参与和社会经济分析能力等方面的专门知识）、对国际体系（特别是世卫组织）的了解以及从类似国际程序吸取的经验，作出了最终选择，宣布了选定的 11 名专家成员的名单。他们是：哥伦比亚前财政部长 Mauricio Cárdenas、非洲联盟青年问题特使 Aya Chebbi、全球基金前执行主任 Mark Dybul、全球基金前执行主任 Michel Kazatchkine、无国界医生前国际总裁 Joanne Liu、南非卫生部前总司长 Precious Matsoso、国际救援委员会首席执行官兼主席 David Miliband、联合国人口基金前执行主任 Thoraya Obaid、印度前卫生部长 Ms. Preeti Sudan、墨西哥前总统 Ernesto Zedillo 以及中国著名传染病专家钟南山院士。每个成员都以个人身份在专家组任职，不代表其政府或特定组织的利益。

独立专家组成立了一个单独的秘书处，其作用是专门支持独立专家组履行其任务和职权范围。秘书处负责人是 Anders Nordström，他为在独立专家组任职已辞去瑞典外交部全球卫生大使的职务。

独立专家组根据世界卫生大会决议制定了职权范围，包括：（1）审查由世卫组织协调的新冠肺炎疫情国际卫生应对行动中获得的经验和教训，并对国际社会应对新冠肺炎疫情的总体相关性和有效性、《国际卫生条例（2005 年）》的运作情况、世卫组织应对新冠肺炎大流行的机制和采取行动的有效性及应对时间表、世卫组织对整个联合国系统抗疫努力的贡献等进行评估；（2）在审查世卫组织协调的新冠肺炎疫情国际卫生应对行动所取得的经验和教训时，还要审查全球卫生安全威胁，并对过去和未来的挑战和经验教训以及大流行的更广泛影响，包括经济和社会影响进行分析，还要对这些影响在多大程度上与未来全球卫生安全的威胁有直接关系提出建议；（3）提出改进全球大流行病预防、准备和应对能力的建议，包括加强世卫组织卫生突发事件规划的建议。

独立专家组的工作计划包括四个主要的审查主题：基于过去——从以前的大流行病中吸取经验教训，了解新冠肺炎之前的卫生安全体系和参与者的状况；审查当今——确定与新冠肺炎大流行有关的事件和活动的准确大事记，包括世卫组织提出的建议以及各国政府的应对措施；理解影响——审查新冠肺炎大流行和应对措施的直接和间接影响；以及变革未来——分析和展望如何增强国际体系，使其具备理想的应对疾病大流行的准备和应对能力。

独立专家组采取以下工作方法：梳理、总结正在开展的和以往完成的相关审查报告；进行案头研究，包括文献综述和内部文件；组织小型专题讨论会和专家听证会；对利益相关者进行深度访谈；就每一章节的关键主题委托撰写论文；以及选择特定的专题开展案例研究等。

独立专家组从2020年9月开始工作。2020年11月，独立专家组联合主席向第73届世界卫生大会续会提交了第一份进展报告。2021年1月，向第148届执委会提交了第二份进展报告。

独立专家组联合主席的第一份进展报告指出，专家组将与联合国粮农组织/世界动物卫生组织（国际兽疫局）/世卫组织的三方合作以及三方开展的新冠肺炎溯源工作（包括派专家组前往中国进行溯源考察）建立联系。

在第二份进展报告中，独立专家组就“基于过去”“审视当下”“理解影响”和“变革未来”四个主题，报告了初步的观察所见，认为世界并未做好准备，必须做得更好，需要全面实施能够遏制大流行的公共卫生措施；大流行的应对工作必须纠正，而不是加深不平等；全球大流行预警系统难以胜任其职；没有认真对待大流行威胁构成的已知存在的风险；世界卫生组织在完成预期工作方面力量不足。专家组确定了需要继续工作的重点。

独立专家组定于2021年5月举行的第74届世界卫生大会之前提交最终报告。

参加第148届执委会的中国代表团在发言中，感谢联合主席牵头的独立专家组，表示中方积极支持专家组的工作，向独立专家组提供了中国抗击疫情的翔实时间线，以及疫情防控救治方案和各项措施、政策和相关论文等大量的文件资料。中方建议独立专家组对进度报告进一步完善，从预防和应对两方面作出科学、客观、公正、全面、平衡的评估。呼吁各国展现积极的意愿，支持专家组在全球范围内开展评估工作。

八

尽力提供资金援助，加强全球抗疫能力

1. 捐助世卫组织，支持国际疫情防控

2020 年 2 月初，世卫组织制定了《新冠肺炎战略防范和应对计划》，确定了三个方面的行动，包括国际指导协调与支持、提升国家防范和应对能力和加速重点研究和创新，并呼吁国际社会对这些活动提供资金支持。

中国在自身疫情防控仍然面临巨大压力的情况下，于 3 月 7 日向世卫组织捐款 2000 万美元，以实际行动支持世卫组织继续发挥专业优势和协调作用，开展抗击新冠肺炎疫情国际合作，特别是帮助公共卫生体系薄弱的发展中国家有效应对疫情。世卫组织总干事谭德塞感谢并高度赞赏中国政府在全球疫情应对关键时刻克服自身巨大困难，向其他发展中国家慷慨解囊、及时伸出援手，表示世卫组织将同中方继续加强协调合作，推动国际疫情防控合作不断取得实质进展。4 月 23 日，中方在此基础上，又增加 3000 万美元现汇捐款，用于支持世卫组织防控新冠肺炎疫情，支持发展中国家卫生体系建设。

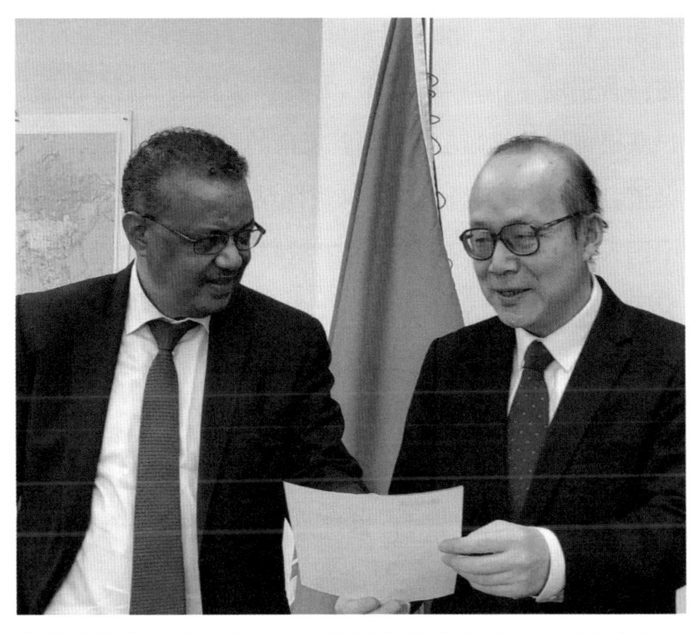

当地时间2020年3月7日，中国常驻联合国日内瓦办事处和瑞士其他国际组织代表陈旭会见世卫组织总干事谭德塞，通报中国政府决定向世卫组织捐款2000万美元，支持世卫组织开展抗击新冠肺炎疫情国际合作，帮助发展中国家提升应对疫情的能力，加强公共卫生体系建设。

2. 响应世卫组织倡导，提供多领域资金支持

除直接向世卫组织捐款外，中国还积极响应世卫组织号召，为多项国际倡议及行动提供资金支持，为多个国家提供资金方面的援助。

2020年3月13日，世卫组织与联合国基金会、瑞士慈善基金会共同创建了新冠肺炎团结应对基金，发动世界各地的个人、公司和机构直接捐款，支持世卫组织及其合作伙伴协助各国应对新冠肺炎大流行疫情。对此，中国有关民间机构积极响应，第一时间提供捐款。

例如，3 月 23 日，世卫组织总干事在新冠肺炎疫情媒体通报会上，感谢抖音捐助了 1000 万美元，并提供宝贵的支持，帮助广大的年轻用户获得可靠的健康信息。随着疫情的发展，中国进一步建立官方统一渠道，以协助世卫组织新冠肺炎团结应对基金在中国筹资。5 月 20 日，中国人口福利基金会与世卫组织联合在北京启动“世卫组织新冠肺炎团结应对基金 · 中国行动”，为中国社会各界助力世卫组织及其合作伙伴支援世界各国，尤其是欠发达国家和地区共同抗击疫情搭建平台，所募集的资金将及时汇入世卫组织的账户。启动仪式上，世卫组织总干事谭德塞在视频致辞中高度赞赏“世卫组织新冠肺炎团结应对基金 · 中国行动”对世界抗疫的积极意义。他表示，“募集的资金将按照世卫组织全球战略防范和应对计划，用于购买和运输基本物资，支持研究和开发，并帮助各国扩大能力。”截至 2021 年 2 月 1 日，“世卫组织新冠肺炎团结应对基金 · 中国行动”已汇集 242252 人次捐款，捐款总额达 3186307.3 元人民币。

2020 年 4 月底世卫组织与其他伙伴共同发起了“ACT 加速计划”后，中国成为该计划促进委员会成员，并积极响应世卫组织有关“ACT 加速计划”的倡议。5 月 4 日，欧盟与有关国家共同发起应对新冠肺炎疫情高级别国际认捐大会，以支持“ACT 加速计划”。联合国秘书长古特雷斯、世卫组织总干事谭德塞，以及 40 多个国家的领导人和政府高级代表出席会议。会议中，中国驻欧盟使团团长张明表示，中国赞赏欧盟积极响应世卫组织倡议发起本次大会的举措，并愿意积极提供支持。中国作出承诺，提供 4569 万欧元支持新冠肺炎疫情全球应对行动。6 月 4 日，在全球疫苗峰会视频会议中，中国国务院总理李克强在致辞中指出，迄今为止中国政府和私营部门在新冠肺炎诊断、治疗和疫苗领域的投资已超过 40 亿元人民币，估计总数将超

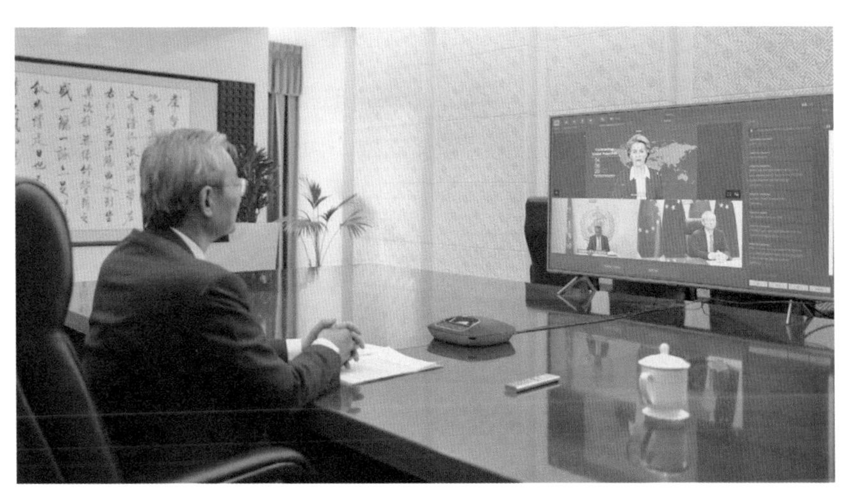

2020 年 5 月 4 日，欧盟与有关国家共同发起应对新冠肺炎疫情高级别国际认捐大会。中国政府代表，中国驻欧盟使团团长张明出席应对新冠肺炎疫情国际认捐大会视频会议并致辞表示，中方将一如既往支持世卫组织，将视需要进一步扩大抗疫合作专项资金规模。图为张明在线参会。

过 100 亿。还表示，中国将进一步支持全球疫苗免疫联盟在推广使用疫苗方面发挥重要作用，愿意为联盟筹资周期提供捐助，并承诺将在未来五年内向联盟提供 2000 万美元的资金。

2020 年 9 月 10 日，在“ACT 加速计划”促进委员会的首次会议中，包括中国在内的 30 多位国家元首和部长发表声明，承诺提供持续的政治领导，提倡支持关于“ACT 加速计划”的投资论证，并努力确保所有国家和人民能够尽早和公平地获得负担得起的“ACT 加速计划”正在致力的新疫苗、治疗和诊断。

2020 年 3 月 25 日，联合国汇集世卫组织和其他联合国人道主义机构的呼吁，启动了一项 20 亿美元的全球人道主义协同应对计划，以帮助世界上最脆弱的国家应对新冠肺炎造成的人道主义影响和支持这些国家抗击疫情。7月17日，世卫组织总干事与联合国主管人道主义事务副秘书长举行新闻发布会，发布最新的新冠肺炎疫情全球人道主义应对计划，呼吁103亿美元的资金支持。中国响应并支持该倡议，中国国家主席习近平于2020年第75届联大会议期间宣布了一系列相关举措，包括向联合国新冠肺炎疫情全球人道主义应对计划再提供5000万美元支持、设立规模为5000万美元的第三期中国—联合国粮农组织南南合作信托基金、中国—联合国和平与发展基金将在2025年到期后延期5年等。这些措施是中国促进国际和平与发展事业的主动作为，更是中国支持多边主义的扎实行动。

中国在上述领域所提供的资金支持，仅仅是中国响应世卫组织呼吁进行全球抗疫援助的一部分。早前，中国外交部就宣布已设立了20亿元人民币抗疫合作专项资金。在此基础上，在第73届世界卫生大会开幕式的致辞中，习近平主席宣布中国将在两年内提供20亿美元国际援助，用于支持受疫情影响的国家特别是发展中国家抗疫斗争以及经济社会恢复发展。除此之外，中国还积极参与并落实二十国集团缓债倡议，并已宣布向77个有关发展中国家和地区暂停债务偿还。中国向世卫组织和国际社会提供的全方位的资金支持，充分展现了中国力量与大国担当。

结束语：

构建人类卫生健康共同体，共同维护全球卫生安全

世界文明发展到今天，卫生安全问题依然是高悬在人类头顶的达摩克利斯之剑，时刻影响着人类的生死存亡。进入21世纪以来，SARS、甲型H1N1流感、中东呼吸综合征、新冠肺炎等新发传染性疾病在全球范围内接踵而来，不断肆虐，严重威胁人类的生命和健康。同时，埃博拉、寨卡病毒、结核病、登革热、疟疾、甲肝等老的传染病并未离我们远去，频频卷土重来，此起彼伏，持续冲击着全球公共卫生安全防御体系。此次暴发的新冠肺炎疫情就是近百年来人类遭遇的影响范围最广的全球性大流行病。在日益全球化的时代，各种突发公共卫生事件还会层出不穷，不断地给各国卫生体系和全球卫生治理带来新的考验。面对这些考验，全球社会必须做好准备。

今天，人类生活在同一个地球村里，聚集在历史和现实交汇的同一个空间里，越来越成为你中有我、我中有你的命运共同体。中国多次倡议国际社会全体成员为全人类前途命运和子孙后代福祉作出正确选择，秉持人类命运共同体理

念，齐心协力、守望相助，打造人类卫生健康共同体。人类卫生健康共同体是人类命运共同体理念的重要组成部分。与其他安全问题相比，公共卫生安全对世界带来的挑战更具有基础性、根本性和长期性。传染性疾病的蔓延和非传染性疾病的高发对人类的威胁是普遍的。病毒无国界，没有哪一个国家能够置身事外，也没有哪一个国家能够独自应对。人类在健康问题上命运与共，唯一解决的路径就是高举人类卫生健康共同体的旗帜，将人类生命安全和健康放在国际合作的首要地位，把构建人类卫生健康共同体作为构建人类命运共同体理念的具体实践，这符合世界各国人民共同的追求。构建人类卫生健康共同体的宗旨，就是要以合作的方式共同维护全人类的生命安全和促进健康的可持续发展。这也是中国和世界各国政府对《联合国宪章》和《2030 年可持续发展议程》的庄严承诺。没有人民的生命安全和健康，经济发展、社会和谐、环境改善就失去了根基和意义。各国只有风险共担、风雨同舟、精诚合作，才能战胜全球公共卫生安全的广泛威胁，从而维护人类的共同家园。

全球公共卫生安全治理离不开世卫组织、联合国等国际组织的积极应对和协调。世卫组织是全球最大的政府间卫生机构，在全球公共卫生治理中发挥着核心作用，理应作为打造人类卫生健康共同体的主导机构。世卫组织把“推动构建人类命运共同体” 纳入了《第十三个工作总规划》（2019—2023 年）的“愿景和使命”，提出世卫组织“需要作出广泛和持续的努力，推动构建人类命运共同体，增强人们改善健康状况、处理健康问题各项决定因素和应对健康挑战的能力”。对中国提出构建人类卫生健康共同体的倡议，世卫组织高度认同，认为这呼应了《组织法》有关为实现世界上所有人都能达到最高标准的健康而提出的愿景，愿意共同推动构建人类卫生健康共同体。打造“健康丝绸之路”是构建人类卫生健康共同体的行动倡议。世卫组织支持和积极参与“一带一路”建设，与中国政府签署《关于“一带一路”卫生领域合作的谅解备忘录》，双方共建“健康丝绸之路”，为“政策沟通、设施联通、贸易畅通、资金融通、民心相通”保驾护航，共同帮助“一带一路”沿线国家落实全民健康覆盖和可持续发展目标，提高“一带一路”沿线国家乃至全球各国卫生健康水平。

在抗击新冠肺炎疫情的过程中，中国以自身的积极行动为构建人类卫生健康共同体作了生动的诠释。中国不仅以最全面、最迅速、最严格、最积极的抗疫防控措施为世界赢得了宝贵的疫情防备时间，而且始终同包括世卫组织在内的国际社会及时沟通信息、积极分享经验、尽力提供物资、加速科研创新，以实际行动为全球抗疫传递信心并注入巨大动力。这是中国与世界各国携手抗疫开展国际合作的重要宣示，为国际社会树立了团结协作应对全球挑战的典范。

人类文明史是人类在不断抗击和战胜各种灾难中前进的历史。新冠肺炎疫情的发生暴露出现有全球公共卫生治理体系的严重缺陷和不足，给世卫组织带来了严峻的挑战，使当今国际卫生合作处于一个重要的十字路口。中国坚持和弘扬多边主义的立场，以自身的坚毅行动，携手各方共同努力，推动联合国和世卫组织重整行装再出发，朝着完善全球卫生治理、构建人类卫生健康共同体伟大目标奋勇前行。